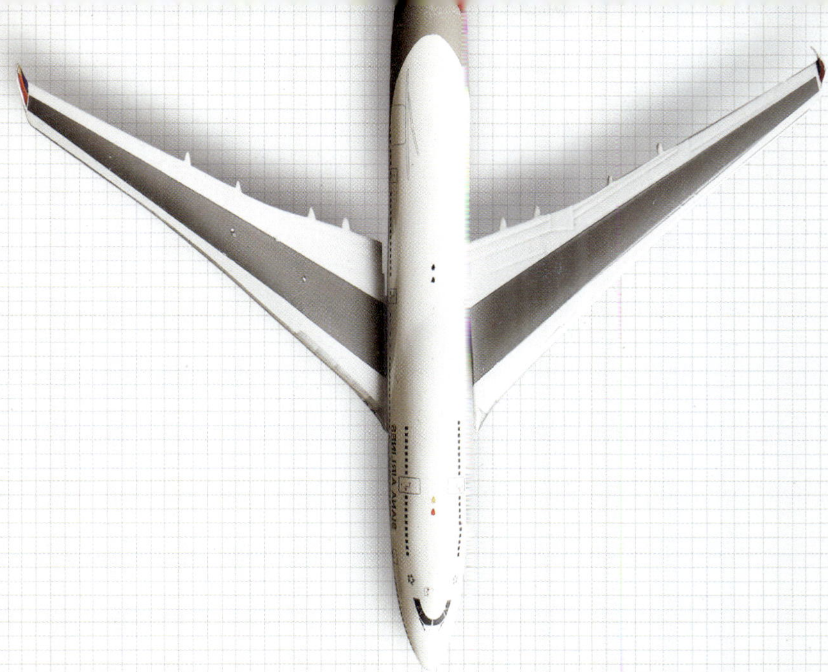

항공우주임상생리학

Aerospace Clinical Physiology

조은경 저

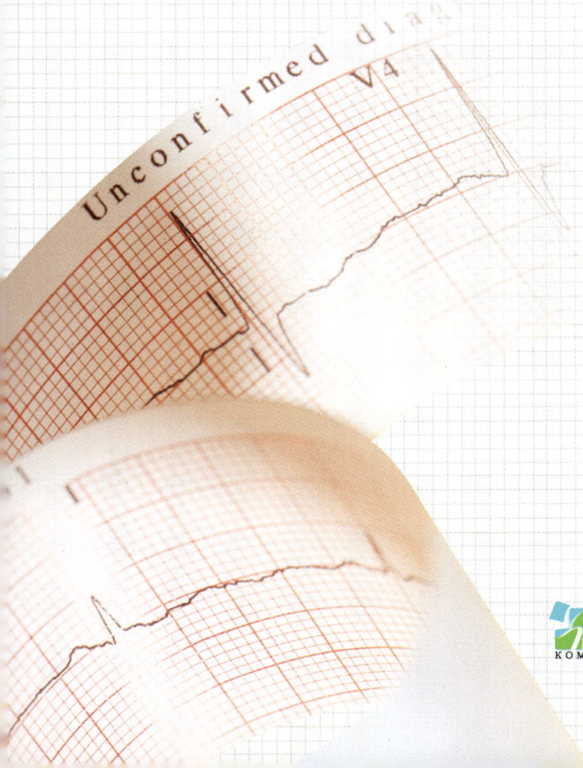

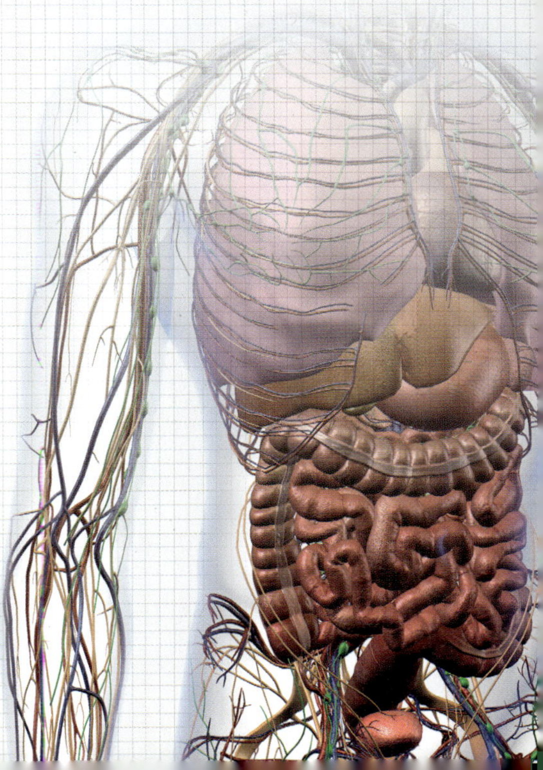

고려의학
KOMB Korea Medical Book Publishing Company

preface

2020년 5월 30일 미국의 스페이스 X가 '크루 드래건' 발사로 정부가 아닌 민간기업이 유인 우주선을 발사하며 인류의 우주 개발 역사가 새로운 전환점을 맞이하였다.

항공과학은 빠른 속도로 발전하여 뛰어난 성능을 가진 최첨단 항공기가 개발되고 있으며, SF, 공상과학 영화에서나 볼 법했던 자유로운 '우주 관광의 꿈'이 곧 현실이 될 것이다. 하지만 이를 운용하는 인간의 신체적 능력에는 한계가 있다. 따라서 모든 항공근무자들은 안전하고 완벽하게 임무를 수행하기 위해 비행환경에서 발생할 수 있는 각종 생리적 장애 현상에 대해 이론적으로 학습하고 적절한 극복 방법을 숙지해야만 한다.

따라서 항공생리학을 위한 전문 임상병리사의 역할이 무엇보다 중요하다고 생각된다.

본 교재는 항공우주생리학에 대한 기초를 학습하는 데 작은 도움이 될 수 있도록 집필하였다.

1장. 항공우주의 소개로 항공우주의 역사와 우리나라의 항공우주역사와 함께 항공우주의학 훈련센터에서의 훈련프로그램의 소개를 다루었으며, 항공조종사와 신체검사에 대하여 소개하였다.

2장. 항공기상(aviation weather)의 소개로 기상요소와 기상변화에 대하여 설명하였다.

3장. 항공임상생리학의 소개로 고공에서의 신체 생리학적 변화에 대하여 설명하였다.

4장. 항공 임상생리학적 검사의 소개로 심전도검사, 뇌파검사, 근전도검사, 폐기능검사, 수면다원검사, 비디오 안진검사, 심장초음파검사, 청력검사에 대하여 설명하였다.

항공우주분야와 임상병리학을 포함한 항공우주임상생리학은 다소 생소하지만 앞으로 적용 가능한 분야가 확대될 전망이 있기를 기대한다

끝으로 이 책이 완성되기까지 도움주신 경운대학교 임상병리학과 교수님들과 동남보건대학교 김대식 교수님, 고려의학의 최병진 사장님과 편집부 직원 여러분께도 깊은 감사를 드립니다.

2020. 9.

Contents

C o n t e n t s

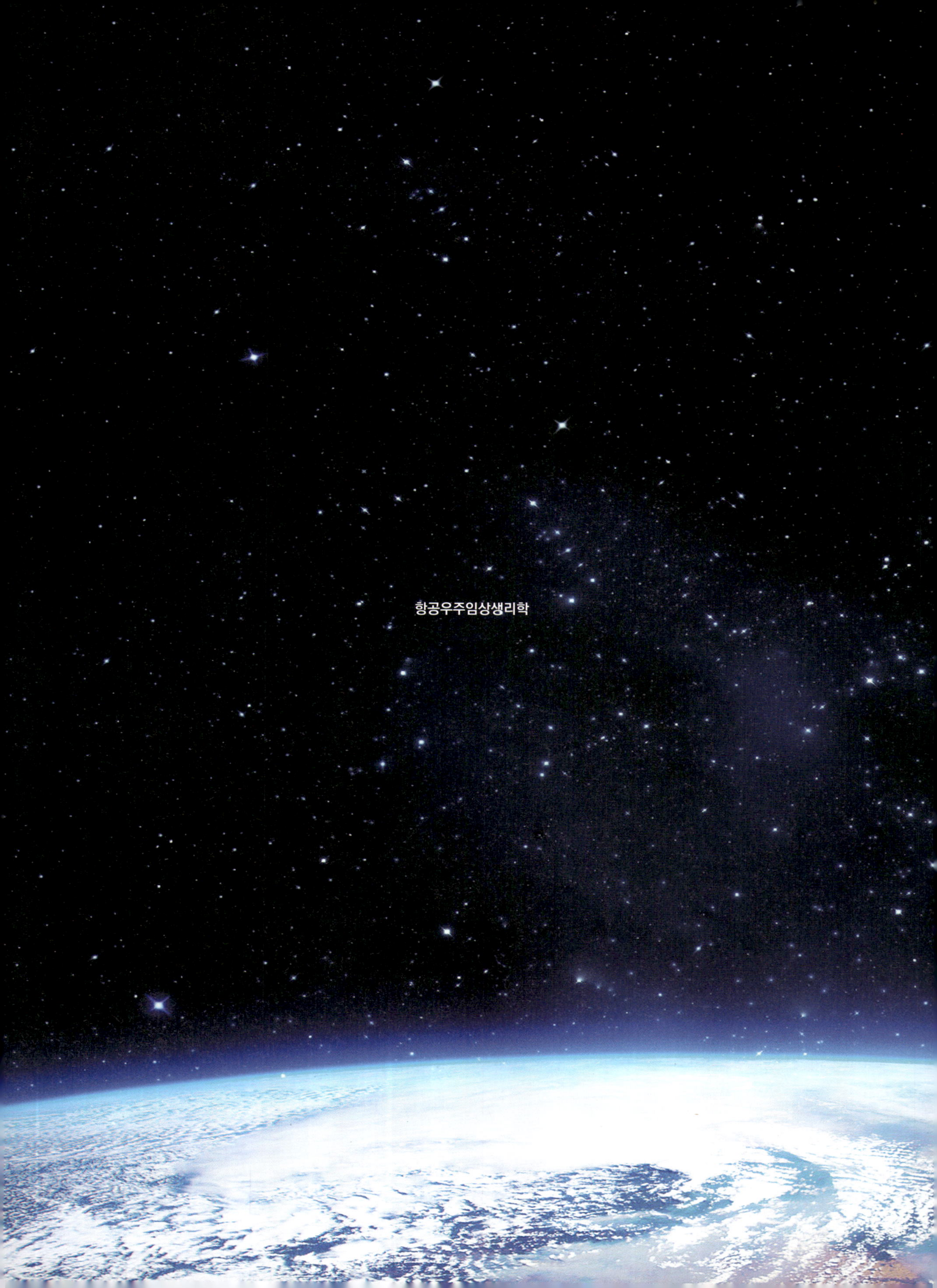
항공우주임상생리학

CHAPTER 01

항공우주의 소개

1. 항공우주의 역사
2. 우리나라 항공역사
3. 우주관광 시대
4. 항공우주의학(Aerospace medicine)
5. 항공우주의학의 국내역사
6. 항공우주의학 훈련센터 훈련 프로그램
7. 항공종사자
8. 항공종사자 신체검사
9. 조종사의 건강관리

CHAPTER

01 항공우주의 소개

항공우주(aerospace)는 지구를 둘러싸고 있는 대기 및 그 상층부인 우주의 총칭으로 지구의 대기와 이를 둘러싸고 있는 우주를 이룬다. 지구 표면에서 관측 가능한 천체까지 확장될 수 있는 무한대의 영역이다.

항공우주 분야는 오래 전부터 탐구되어 왔으며 하늘을 날고자 하는 인간의 노력은 꾸준히 이어져 왔지만 과학기술이 뒤따르지 못하여 실패를 거듭하는 상태로 머물러 있었다. 그러나 현대의 항공우주는 라이트 형제가 1903년 12월 17일 노스캐롤라이나 주에서 처음 비행한 것을 시초로 하여 오늘날 매우 흥미롭고, 다양하며, 빠른 속도로 진행하는 분야 가운데 하나로 성장해왔다.

미국의 상업 우주여행 회사들이 우주 관광 로켓 발사 후 성공적으로 회수하고, 유럽에서는 2030년에 달 표면에 건물을 짓겠다고 발표하였으며, 2050년쯤에는 유럽 여행을 가는 것만큼이나 우주여행이 일반화될 것이라는 예측도 나오고 있다. 상상 속에서만 존재하던 '우주여행' 시대가 우리 앞에 어느덧 성큼 다가온 듯하다.

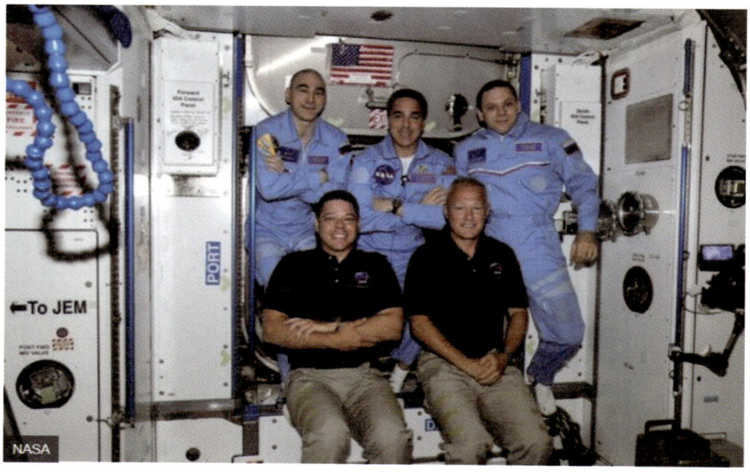

2020. 헐리와 벤켄/국제우주정거장(ISS)의 대원들

2020년 5월 30일 미국 머스크의 스페이스X '크루 드래건' 발사 성공은 1961년 소련이 우주 비행사 유리 가가린을 태운 최초의 유인 우주선 보스토크를 쏜 지 60년 만의 일이다. 미국 기업인 일론 머스크가 이끄는 우주개발업체 스페이스X는 2020년 5월 30일 더그 헐리(사령관)와 밥 벤컨을 태우고 국제우주정거장(ISS)으로 갔던 크루 드래건은 이날 낮 12시 51분께 마지막 궤도 비행을 한 뒤 지구 귀환을 위해 오후 1시 52분경 캡슐 동체를 분리시켰다. 크루 드래건은 최고 화씨 3,500도(섭씨 약 1,900도)에 이르는 고열을 견뎌내며 대기권에 재진입했다. 이어 4개의 대형 낙하산을 펴고 시속 15마일(24 km) 속도로 내려와 오후 2시 48분(한국시각 3일 오전 3시 58분) 플로리다 주 멕시코만 펜서콜라 연안에 착륙하였다. 일론 머스크가 설립한 우주탐사기업 스페이스X의 우주선을 타고 국제우주정거장에 가서 62일 동안 우주유영과 과학실험 등을 수행하고 안전하게 여정을 마친 것이다.

크루 드래건은 30일 미국 플로리다에서 발사됐다. 헐리와 벤켄은 미국 항공우주국(NASA)이 9년 전 우주왕복선을 퇴역시킨 이후 미국 땅에서 우주로 날아간 최초의 우주인이다.

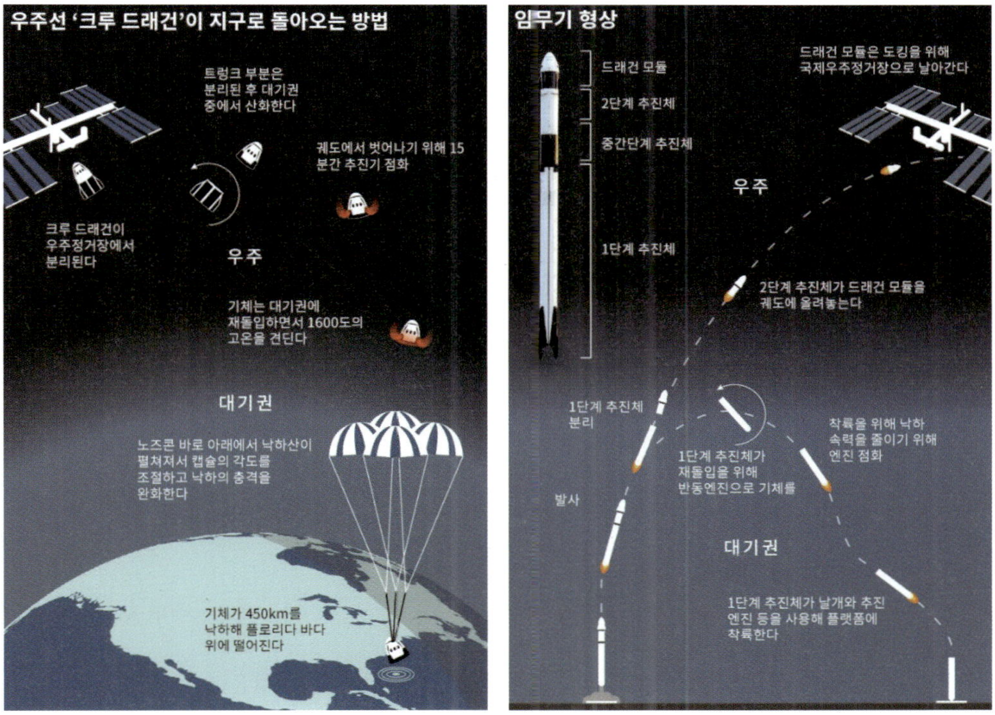

스페이스X 발사와 귀환

1 항공우주의 역사

그리스 로마 신화에는 하늘을 날은 최초의 인간에 대하여 소개하고 있다. 새가 되려고 했던 사람, 이카루스에 관한 이야기이다. 그는 오랜 세월 동안 주워 모은 새의 깃털로 날개를 만들어서 탈옥에 성공했다. 그러나 하늘로 두둥실 떠오르는 자신을 보며 마음 한켠에 오만함이 머리를 쳐든 것이 문제였다. 처음 가졌던 탈옥이라는 목적을 잊은 채 가능한 높이 날아오르는데 열중하였다. 그렇게 하늘 높이 날아오른 그는 결국 땅에 추락해 죽게 되었다. 사망의 원인은 강렬한 태양 빛에 깃털을 이어 붙인 밀랍이 녹아내렸기 때문이다. 오래전 신화에도 소개되었을 만큼 인간은 하늘을 날아오르려는 소망이 간절했다.

최초의 비행 실험의 시도는 1782년 4월 몽골피에 형제가 명주 천으로 작은 규모의 기구를 만들어 더운 공기를 채우고 비행 실험의 시도였다. 그 뒤를 이어 1783년 8월, 샤를이라는 젊은 과학자는 공기 대신에 수소가스를 넣고 기구를 지상 1 km 높이까지 떠올리는데 성공하였고, 1시간 30분에 걸쳐서 24 km를 비행하였다. 1783년 11월, 젊은 의사 드로지에와 드 알랑드는 최초의 유인기구 비행에 성공하였다. 1783년 8월, Champs de Mars는 3,000 피트 상공에 45분간 체류하는데, 이때 오른쪽 귀에 심한 통증을 경험함으로써 항공성 이통(耳痛)을 처음 경험하고 기록하였다.

1903년 미국의 오빌과 윌버 라이트 두 형제는 앞서 비행의 꿈을 위한 개척자들이 이룬 업적을 이어받아 여러 실험을 하였다. 1903년 12월 17일 라이트 형제가 제작한 15마력 4기통 엔진 비행기 "Flyer 1"이 미국 노스캐롤라이나 주의 키티호크 근처에 있는 해변에서 형제가 교대로 비행해 동생 오빌은 12초 동안 37 m를, 형인 웰버는 59초 동안 260 m를 나는 데 성공하였다. 자체 추진력을 가진 비행기로써 최초로 성공한 비행이었다.

1919년부터 1939년까지는 장거리 비행이 현실화되었다. 1919년 올콕과 브라운이 대서양 논스톱 횡단에 성공, 1926년 미국의 바드는 세계 최초로 북극 2,400 km, 15시간 51분 동안 북극 비행에 성공, 1927년 미국의 C.A. 랜드버그, '스피릿 오브 세이트루이스 호'로 뉴욕-파리간 단독 5,809 km, 33시간 39분 동안 무착륙 비행에 성공하였다.

1957년 10월 4일 세계 최초의 인공위성 발사, 이후 1961년 4월 12일 세계 최초 유인 우주 비행선 보스토크 1호가 성공적으로 발사되어 우주 비행 조종사 유리가가린 소령은 1시간 45분 동안 비행하여 지구를 완전하게 한 바퀴 돌고 약 7,000 m 상공에서 우주선을 낙하, 낙하산을 이용하여 착륙하였다.

2 우리나라 항공역사

국내에 비행기가 처음으로 등장한 것은 1913년 라이트 형제가 비행을 하고 난 뒤 10년 후이다.

비록 일본 해군 중위 나라하라가 용산 연병장에서 이륙하여 착륙한 정도였지만 그것이 우리나라 최초의 비행으로 기록되고 용산의 일본군 연병장이 우리나라 최초의 비행장이었다.

이후 기록된 현대적인 비행은 1916년 미국인 아트 스미스가 여의도 비행장에서 곡예비행을 한 것이다. 또 1922년에는 우리나라 최초의 비행사인 안창남이 여의도 비행장에서 '금강호'를 타고 비행했다. 그 후 일제강점기 때 일본이 군국주의 정책수행을 위해 필요한 글라이더 제작소와 일본 해군과 육군을 위한 비행기 제작공장을 우리나라에 설립했다. 하지만 이들 공장에서 비행기를 본격적으로 생산하기 전에 제2차 세계대전이 끝났고, 미군정 때에는 공장이 적자로 해체되어 비행기 생산 기반은 완전히 사라졌다.

8.15 광복 이후 1948년에는 민간 항공수송회사인 대한국민항공사(KNA)가 창설되어 운행되었다. 이후 6.25 전쟁까지 항공인들은 정치적인 혼란 속에 많은 어려움을 겪었지만, 자체적으로 여러 단체를 설립하여 일반 대중에게 항공 지식을 보급하고 조국의 항공산업 발전을 위해 계속 노력했다.

1969년 국영항공사였던 대한항공공사가 민영화된 이후 1988년에 이르기까지 우리나라 항공운송사업은 대한항공을 중심으로 이루어져 왔다. 대한항공은 어려운 여건 속에서도 사업을 성공적으로 이끌어 우리나라 민항공 발전에 커다란 기여를 했다. 특히 대한항공은 짧은 기간 동안 장족의 발전을 거듭하여 1988년 당시 ICAO 145개 회원국 중 국제선 여객 15위, 국제선 화물 7위, 1979년에는 국제선 수송실적을 기준으로 볼 때 세계 10위권에 도달하는 성과를 이루었다.

1980년대 초의 세계적인 경기 침체가 회복기에 접어든 1980년대 중반에 들어서자 우리나라에서도 복수 민항을 허용해야 한다는 여론이 조금씩 고개를 들기 시작했다. 특히 우리나라 항공운송사업의 경우 3저 현상에 따른 경기회복과 경제 성장이 두드러지게 나타나기 시작했으며, 정부의 해외여행 자유화 방침에 따라 항공수요는 급격히 증가할 것으로 전망되었다. 이러한 기대와 함께 정부는 1987년 제2민항의 설립을 조심스럽게 검토하기에 이르렀으며, 이러한 방침의 내면에는 항공 수요 급증에 따른 수송력의 확대, 외국의 복수 항공사 취항에 대한 적극적인 대응의 필요성, 대국민 서비스 제고 등 복합적인 경쟁전략이 모색되고 있었다.

정부의 제2민항 허가방침이 발표되자 ㈜서울항공으로 1988년 2월 17일 설립등기를 마치고 정부의 정책 지원에 힘입어 1988년 8월 8일 사명을 (주)아시아나항공으로 바꾸고 1988년 12월 23일 서울-부산, 서울-광주 노선에 취항함으로써 국내선 운항을 개시했다.

이후 항공의 자유화 시대가 열리면서 저비용항공사가 출현하게 되었다.

국내 저가항공사 LCC (Low Cost Carrier)는 일반 항공사(FSC)에 비해 역사가 짧지만, 빠른 속도로 성장하고 있다.

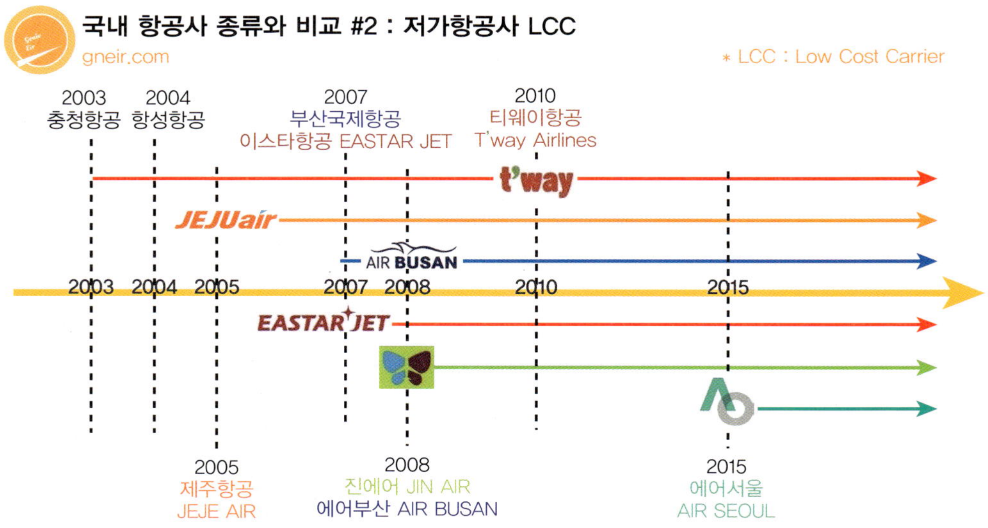

국내 저가항공사

저가 항공사의 공통적인 특징은 일반 항공에 비해 20~70%까지 요금 할인이 가능하다. 그러나 가격이 싼 만큼 일반항공사와는 다르게 최소화된 서비스를 제공하는 것이 특징이다.

제주항공

2005년 제주특별자치도와 애경그룹이 합작으로 설립한 대한민국 중형급 저비용 항공사이다. 제주도는 지역 특성상 다른 지역으로 이동 시 비행기를 이용할 일이 아주 많다. 그러나 항공사가 대한항공과 아시아나항공 양대 항공사밖에 없었던 관계로 비행기 티켓 가격에 대한 부담이 높았다. 이 때문에 제주도 차원에서 제주도민을 위한 항공사 설립에 들어가게 되었으며, 제주도민과 제주도 관광객의 이동이 편리하게 되었다. 2005년 1월 25일에 설립되었으며, 2006년 6월 5일 제주-김포노선에 첫 취항하였다. 설립 이후 고객의 합리적인 항공 여행 가격 요구에 맞춰 빠른 확장을 하고 있고 항공 업계에 지속적으로 혁신을 가져오고 있다. 전 세계에서 가장 바쁜 노선인 김포-제주를 비롯한 국내선과 일본, 중국, 대만, 필리핀, 태국, 베트남, 대양주(괌, 사이판) 등 아시아 주요 도시 20개 이상의 노선을 운항하고 있다.

진에어

진에어는 2008년 1월에 설립되어 같은 해 7월 김포~제주 노선에 첫 취항하고 일본, 중국, 동남아 등으로 하늘길을 넓히며 성장하였다. 국내 저비용항공사 중에는 유일하게 중대형 항공기(B777-200ER)를 도입해 장거리 신시장을 개척하며 아시아 대표 실용항공사로서의 입지를 다져가고 있다.

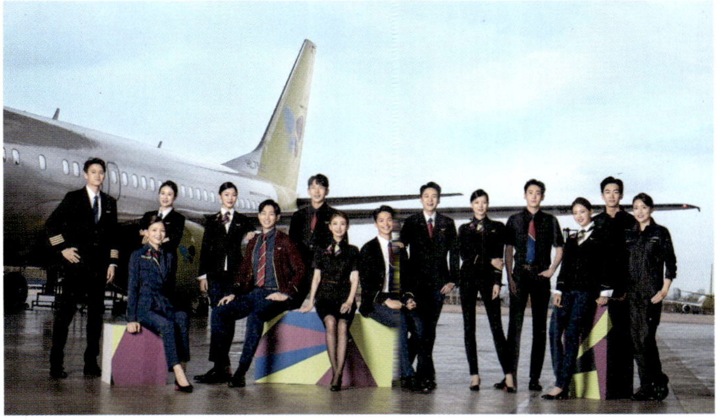

진에어

진에어는 IATA(국제항공운송협회)의 항공안전 평가프로그램인 IOSA (IATA Operational Safety Audit) 인증, 안전 교육 및 훈련 강화, 대한항공 정비 위탁 등 안전 강화에 힘쓰고 있다. 아울러 진에어의 핵심적인 서비스는 세련된 감각으로 강화하는 한편, 불필요한 서비스는 과감하게 버리고, 복잡한 수속이나 규정은 심플하게 변경하여 실용적인 시스템 방식이 특징이다. 진에어는 본래 에어 코리아라는 이름으로 설립되었으나 2008년 실용주의에 입각하여 명칭을 현재의 사명인 진에어로 변경하였으며 실용주의와 사명의 영향을 받아 유니폼을 청바지로 확정하였다. 그리고 같은 해 7월, 첫 항공기를 도입하였으며 항공운항증명을 교부 받아 김포-제주간 노선에 취항했다.

진에어는 국내 항공사들 중 유일하게 청바지를 공식 유니폼으로 지정한 항공사였다. 2019년 5월 새로운 진에어의 유니폼이 공개되었으며 같은 해 7월부터 적용에 들어갔다.

2008년 설립, 김포-제주 노선에서 최근 3개년(13, 14, 15년도) 연속 연간 여객 점유율 LCC(Low Cost Carrier : 저비용항공사) 1위를 차지했다. 취항노선은 일본, 필리핀, 베트남, 중국, 말레이시아, 태국, 대만, 하와이, 괌, 사이판 등 중요 해외여행지를 취항하고 있다.

에어부산

2007년 설립 후 꾸준히 취항지를 늘리고 있다. 2017 한국에서 가장 존경받는 기업 LCC 부문 1위 선정되었으며 일본, 캄보디아, 필리핀, 베트남, 중국, 대만, 괌 등 주요 해외여행 지를 취항하고 있다.

티웨이

2010년 설립 이후 국내외 여러 취항지를 늘려 갔다. 2016년도에 국내 저비용항공사 대상 소비자 만족도 1위(한국 소비자원) 경력이 있으며, 취항노선은 일본, 캄보디아, 필리핀, 베트남, 중국, 대만, 괌 등에 취항하고 있다.

이스타

2007년 설립 이후 국내외 여러 취항지를 늘려 갔다. 2016년도 기준 20만 시간 무사고 안전운항 달성했으며, 일본, 말레이시아, 캄보디아, 베트남, 타이완, 중국 등 주요 해외여행지를 취항하고 있다.

3 우주관광 시대

'우주여행'은 SF 공상과학 영화에서만 볼 수 있었던 이야기였다. 하지만 머지않은 미래, 여행지를 고르면서 그동안 해보지 않았던 심각한 고민에 빠질지도 모른다. 민간 우주여행 시대 개막이 초읽기에 들어갔다. 2018년 8월 15일 미국 뉴멕시코주 사막에 이색적인 건축물 하나가 공개되었는데, 이 건물은 공항이었다. 그런데 비행기를 타기 위해 만들어진 공항이 아니라 우주여행 객을 위한 이른바 '우주 공항'이다.

지금까지 우주여행은 기술 자체는 있으나 천문학적인 재정적 문제 때문에 먼 미래의 일로 여겨졌으나 우주산업이 돈이 된다는 인식이 생기면서 우주여행을 연구하는 민간기업들이 생겨나고 있다. 최근 미항공우주국(NASA)에서 이르면 2020년부터 민간인을 대상으로 국제우주정거장(ISS)을 관광 용도로 개방할 계획이라고 발표했다.

최초의 민간 우주여행은 2001년에 캘리포니아의 부호 데니스 티토로 본다. 데니스 티토가 우주여행비로 최소 2,000만 달러(약 240억 원)를 지불한 것으로 알려졌는데, 덕분에 우주여행을 하려면 최소 2,000만 달러를 지불 한다는 불문율이 정해져 버렸다. 이후 우주여행을 한 남아공의 사업가 마크 셔틀워스(2002년), 미국의 사업가 그리그 올슨(2005년)도 우주여행에 2,000만 달러 이상을 냈다.

한국시간으로 2020년 5월 31일 오전 4시 22분. 미국기업 스페이스X가 플로리다 주 케네디우주센터에서 쏘아 올린 유인 우주선 '크루드래곤'이 우주로 향했다. 인류 역사상 첫 민간 유인 우주선 발사가 성공한 순간이다.

길이 8 m, 직경 4 m인 크루드래곤은 이날 발사된 지 19시간 만에 450 km 상공의 국제우주정거장(ISS) 도킹에도 성공했다. 크루드래곤에 탑승한 미국항공우주국(NASA) 소속 우주비행사 더글러스 헐리와 로버트 벤켄은 ISS 도착 후 안에 있던 우주인 3명과 반갑게 인사했다.

민간 우주여행 시대가 성큼 다가온 것은 기술개발과 도전적인 기업의 과감한 투자가 있었기에 가능하였다. 다양한 기업이 도전하고 있지만, 우주여행의 큰 흐름을 주도하고 있는 회사는 버진 갤럭틱, 블루 오리진, 스페이스X 등 3곳을 꼽을 수 있다.

우선, 버진 갤럭킥은 우주선을 개발하고 우주 공항을 건설하는 등 세계 최초의 상업용 정기 우주 노선 운영에 박차를 가하고 있다. 세계 최초 상용 우주선 스페이스십 2는 조종사 2명과 여행객 6명을 태울 수 있으며, 대형 수송기 '화이트 나이트 2'에 실려 이륙한 뒤 고도 15 km

부근에서 분리되어 우주로 향하게 된다. 약 90분가량 소요되는 이 우주여행에는 버진 갤럭킥 회사의 갤럭킥 회장과 영화배우 브레드 피트 등 700명이 이미 예약을 마친 상태이다.

블루 오리진은 2017년 탄도 비행용 로켓 뉴 셰퍼드를 고도 100 km까지 쏘아 올렸다가 다시 착륙하는 데 성공하였다. 뉴 셰퍼드는 재사용 로켓으로 100 km 고도까지 수직으로 상승한 뒤 추진체는 분리되어 다시 발사장으로 귀환하게 되고, 유인 캡슐은 관성에 의해 더 상승한 다음 자유낙하를 하면서 승객들에게 5분 정도 무중력 상태를 경험하게 해주는 방식이다. 유인 캡슐은 낙하산을 이용해 발사장으로 귀환할 계획이다.

스페이스X는 '우주 상업화 시대'의 개막을 선포했으며 2020년 6월에는 자사의 인터넷용 위성을 실은 로켓을 추가로 발사한 '우주인터넷 시대'가 임박했음을 알렸다.

스페이스X는 저궤도 여행상품과 함께 더 원대한 우주여행을 계획하고 있다. 스페이스X의 우주개발 최종목표는 2050년까지 화성에 8만 명 규모의 도시를 건설하는 것이다. 빠르면 2022년 화성을 향한 무인 시험 발사에 나설 예정이다. 이에 앞서 2018년에는 2023년까지 사람을 달에 보내겠다는 계획을 발표하기도 했는데, 이 프로젝트는 일본 예술가 마에자와 유사쿠를 달에 보내는 것으로 사실상 첫 달 여행상품이 될 것으로 보인다.

이처럼 우주 공간으로의 승객 및 화물운송서비스가 가능해지고 우주통신 인프라 구축이 확대되고 있는 것은 '우주 경제'의 도래를 의미한다. 과거 교통과 통신 수단의 비약적 발전과 유무선 인터넷의 급속한 확산으로 인해 글로벌 경제와 디지털 경제가 가속화되었던 것처럼 말이다. 특히, 스페이스X가 민간 우주산업 개발에 가장 큰 걸림돌로 여겨지던 천문학적 비용 문제를 로켓 발사체 재활용 기술개발을 통해 획기적으로 절감할 수 있게 되면서, 우주산업이 '인류의 마지막 투자처'로 급부상하게 되었다.

NASA의 국제우주정거장(ISS) 민간인 개방은 제한적으로 이뤄질 전망인데, 일 년에 두 차례, 한 번에 최대 30일까지 개방할 것을 검토 중이라고 한다. 단, 이 우주 투어에 드는 비용은 그야말로 천문학적이다. 왕복 우주선 티켓만 해도 5,800만 달러(약 680억 원) 정도이며, ISS에서의 1박 숙박비는 무려 3만 5천 달러(약 4,100만 원)나 된다.

ISS에 숙박하기 위해서는 신체검사에서 통과해야 한다. 신체검사 통과를 위한 키는 150~190 cm, 몸무게는 50~90 kg, 앉은키는 99 cm 이하여야 한다. 물론 우주비행사들과 마찬가지로 건강검진을 통과하고 고강도의 훈련을 받아야 한다.

4 항공우주의학(Aerospace medicine)

항공우주의학은 무중력, 대기, 우주방사선 등 지구와 다른 우주 환경에서 인체가 받는 영향을 파악하고, 이에 대한 대응을 목표로 하는 일종의 특수 환경 의학 분야로써, 우주 공간에서의 비행이 인체에 미치는 심리적 · 생리적 영향을 연구하여 우주 공간에서 활동하고 있는 사람들의 심신의 안녕 상태, 건강, 안전, 능률을 유지하고 증진시키기 위한 학문이다.

항공우주의학에서 다루는 주요 내용은 항공기 승무원 및 우주비행사의 신체기준 설정, 항공기 승무원 및 우주비행사의 선발에 참여, 항공우주 신체적성 평가의 검사 방법과 평가, 항공우주 신체적성 유지와 건강 증진, 항공기 설계 시 인간공학적 참여, 생명 유지를 위한 여러 장비의 개발 참여, 항공기 및 우주선 사고조사 참여, 항공 우주분야의 인적 요소, 비행 중 응급 환자 처리 및 병약 승객 항공 후송 적부 판단, 항공기 위생 및 국제방역, 그리고 항공우주의학 분야의 연구 및 개발 등이다.

우주환경에 적응해야 하는 우주인의 전정평형계, 심혈관계, 근골격계의 연구가 활발하고, 화성탐사와 관련해서는 면역 대사계, 감각계, 수면, 정신심리학 분야의 중요성이 증가하고 있다. 우주여행 시대가 열리면 일반인들도 겪게 되는 신체 반응이므로 일반의학 측면이 강하다.

우주탐사 초기엔 우주인이 겪는 우주 멀미의 문제 해결 차원에서 연구가 시작됐으나 지금은 장기 우주 체류와 관련된 면역 및 대사, 정신 인지, 행동과학, 수면, 영양 등 장기간 건강유지와 관련된 분야로 확대하고 있다.

우주는 남 · 북극 연구와 마찬가지로 글로벌 경쟁이 치열한 분야다. 우주인을 우주로 보내는 것만큼 중요하다. 극한환경연구와 마찬가지로 연구 과정에서 획득한 기술과 경험을 활용해 많은 경제적 파급효과를 기대할 수 있다. 우주인의 면역, 혈관, 중추신경의 변화와 대응을 통한 연구성과는 우주의학 전문인력을 양성하게 되며, 그것은 곧 산업계와 연결돼 우주산업이라는 거대한 시장을 만들 수 있다.

2014년 기준으로 항공분야 포함 지적 재산권은 우리가 미국, 일본, 프랑스에 이어 4위의 확보율을 가지고 있다. 그러나 우리의 연구 분야는 대부분 발사체, 위성, 탑재체에 집중되어 있고, 의생명과학 분야의 연구 투자는 낙후한 상황이다.

5 항공우주의학의 국내역사

미국과 캐나다, 일본과 중국 등의 나라들은 국가정책으로 항공우주의학 분야에 적극적 지원을 통해 항공우주의학은 급속도로 발전하였다. 한국 최초 우주인 이소연 씨가 꼈던 장갑이 한 짝에 1,800만 원, 소화제 한 알의 가격은 200만 원이다. 이는 모두 미국과 캐나다 기술이다.

가까운 일본은 1970년대부터 정부 지원으로 항공우주의학 연구소를 설립, 항공우주의학이 가장 발달한 미국 내 3곳에 의사와 우주인을 파견해 연구를 진행하고 있다. 중국은 현재 우주산업에 가장 집중하는 국가이다.

1976년에 사망한 마오쩌둥조차 자신의 사후 어떠한 일이 있어도 항공우주의학 예산만큼은 줄이지 말라고 당부했을 정도다. 이런 나라들은 국가정책으로 항공우주의학 분야에 적극적인 지원을 통해 항공우주의학은 급속도로 발전하였다.

항공우주의학의 국내 항공우주의학의 시작은 공군이 1949년 10월 1일 공군병원의 창설과 함께 시작되었다. 1951년에 공군 본부에 의무감실이 최초로 설치되었고, 1952년에는 공군병원 산하에 항공의학연구소가 창설되었다. 1964년 공군병원은 그 명칭을 항공 의료원으로 변경하고 오늘날의 항공우주 의료원으로 지속 발전하였다.

민간 분야에서는 1968년 1월 대한항공공사에 항공 보건관리실이 창설되면서 시작되었고 민항 조종사의 건강관리 체계가 갖추어지기 시작하였다. 1989년에는 한국항공 의학협회가 창립되었고 1994년 사단 법인 한국 항공우주의학협회로 재출발하였다. 미국은 50여 년전 했던 일을 우리는 당시 미국처럼 못하는 수준이다.

항공 수요의 지속적 증가 · 우주여행에 대한 기대 · 항공산업인력의 증가 등 우주개발의 필요성이 확대되고 있다. 실제로 우주공간은 급격한 중력 및 압력의 변화, 우주방사선과 같은 여러 가지 유해한 자극이 있기 때문에, 인체에 좋지 않은 영향을 미칠 가능성이 있다.

미래 우주관광 시대에는 남녀노소, 건강한 사람과 환자를 막론하고 우주여행을 할 수 있다. 이러한 이유로, 우주공간에서 인체의 변화를 연구하는, '항공우주의학'이 새롭게 유망 학문으로 떠오르고 있다.

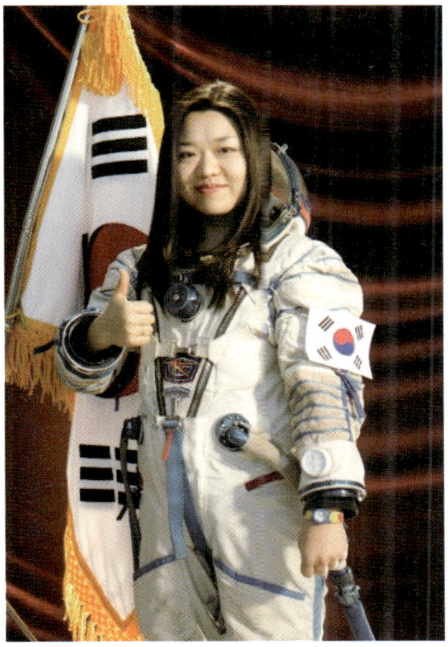

대한민국 1호 우주인 이소연

6 항공우주의학 훈련센터 훈련 프로그램

항공생리학(aviation physiology)은 항공기를 타고 비행하거나 우주여행을 할 때 발생하는 인체 생리학적 과제를 다루는 학문이다. 일반 지상과는 달리 고도(비행)에서 나타나는 저산소증(Hypoxia), 기압 변화, 가속도(acceleration), 소음, 호흡 조절(Control of Ventilation) 등에서 발생하는 생리적 현상을 연구한다.

고공 환경종사자들은 안전하고 완벽하게 임무를 수행하기 위해 비행환경에서 발생할 수 있는 각종 생리적 장애 현상에 대해 이론적으로 학습하고 체험해보며, 적절한 방법을 숙달하는 '항공생리교육'을 거쳐야만 한다.

공군 항공우주의료원 항공우주의학훈련센터는 고공 환경에서 신체가 적응할 수 있는 교육을 담당한다. 이곳에서의 교육과 훈련은 '공군 항공의학 연구원'에서 나온 공군측 교관에 의해 강의와 각종 테스트가 진행된다.

교육과 훈련은 전투기 조종사와 똑같은 신체 조건을 테스트하고, 훈련은 고정익 항공기와 회전익 항공기로 구분해 각각 2일간 공간 감각 상실 체험, 고공 저압 환경 및 비행착오(공간정위상실)에 대한 이론 교육과 실습 체험으로 진행된다.

훈련과정

- 비상탈출 훈련
- 고공저압환경 훈련
- 비행착각을 경험하는 SD 훈련
- 가속도 내성 강화훈련

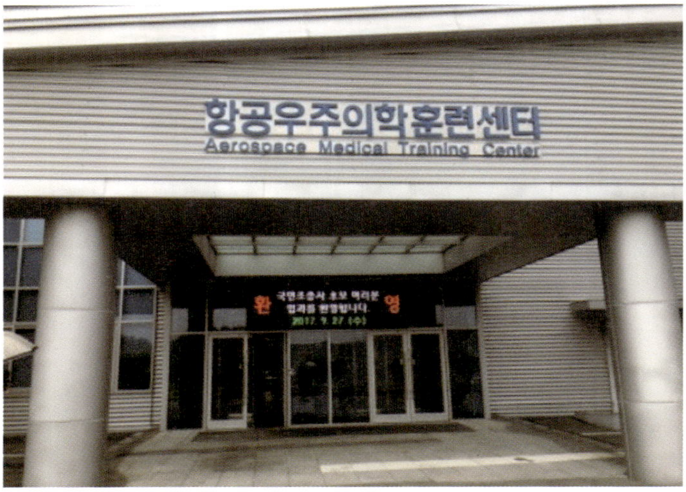

한국 우주의학 훈련센터

비상탈출 훈련

비행 중 조종 불능의 항공기로부터 안전한 비상탈출이 이루어질 수 있도록 훈련한다.

전투기 앞부분이 재현된 조종석에 앉아 사출 손잡이를 잡아당겨 탈출 당시의 충격을 미리 체험하는데, 사출좌석은 조종사의 생명을 살려 주는 중요한 장비 중 하나이다. 주로 전투기에 장착되는데 조종사가 상황이 위험하다고 판단하면 사출좌석을 작동시켜 일련의 과정을 통해 조종사는 좌석과 함께 항공기 밖으로 사출된다. 사출된 좌석에서 승무원은 자동으로 분리되고 안전한 고도에서 낙하산이 자동으로 펴진다. 이 훈련에서는 시트가 튕겨져 올라가면서 느끼는 충격을 경험한다. 실제 탈출 시에는 이보다 더 강한 중력이 걸리기 때문에 탈출 순간, 조종사가 기절하기도 한다.

초기의 전투기들에는 이러한 안전장치가 없었다. 항공기가 전쟁 병기로 데뷔했던 제1차 세계대전 당시의 비상탈출 방법은 조종사가 낙하산을 메고 조종석 밖으로 뛰어내리는 것이었다. 당시에는 조종사의 중요성이나 안전에 대한 개념이 희박해서 정식으로 지급되지도 않았

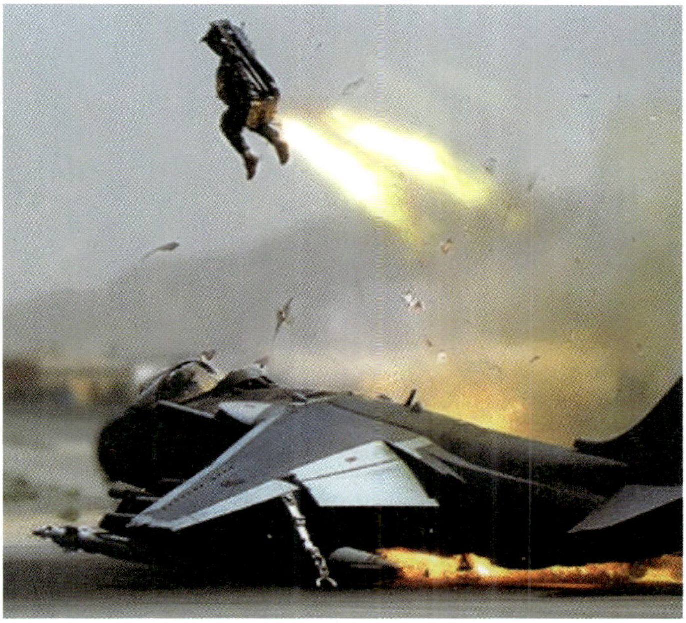

AV-8의 파일럿 사출

다. 지휘부는 낙하산을 지급하면 파일럿들이 군기가 빠져서 피격당한 즉시 비행기를 버리고 도망칠 것으로 여겼다.

이렇다보니, 당시 비행 중 격추당한다는 것은 곧 죽음이나 마찬가지였다. 이걸 악용한 사례가 바로 태평양 전쟁 말기, 일본군 최후의 발악인 카미카제이다. 이것은 일본이 전쟁 중 자폭 공격을 목적으로 한 부대를 편성하여 미국 육군 항공기와 몸통 박치기를 하여 공중 폭발을 일으켜 추락시켰다. 그리하여 비행기 조종사의 탈출 및 생존 수단에 대한 요구는 계속 높아졌고, 각국의 공군에서는 낙하산을 정식으로 지급하게 되었다.

세계대전 이후 사출좌석이 개발되자마자 지금과 같은 높은 안정성을 구비한 것은 아니었다. 초기의 사출좌석들은 지금에 비해 많은 제약들이 있었으며, 대표적으로 고도 제한을 들 수 있다. 과거의 사출좌석들은 최소의 안전 고도가 정해져 있어, 그 이상의 고도에서 사출해야 안전이 보장되었다. 즉, 비행 중인 항공기와 브딪히지 않을 거리까지 그저 좌석을 띄워주는 수준이었다.

근래 들어 만들어지는 발전된 사출좌석들은 이러한 제한이 사라지는 추세이다. 하지만, 초고속으로 튀어나가게 되기 때문에 위험한 것은 사실이다. 순간적으로 20 G까지 올라가는 가속도도 가속도인데다가 조종석에서 튀어나오자마자 고속의 바람에 부딪히면서 몸에 큰 무리를 준다. 사출된 조종사의 사망률은 8% 정도이며 살아남아도 1/3이 척추 부상을 입을 정도다. 그래서 요즘에는 과거에는 없던 여러 안전장비들이 추가되기도 한다.

근래 만들어지는 사출좌석은 사출 시 팔다리를 보호하기 위해 다리를 조종석 쪽으로 잡아당겨주고, 팔을 보호하기 위해 보호대가 튀어나온다. 참고로 사출좌석 훈련을 할 때는 전투기를 공중에서 버리고 탈출하며 훈련하는 것이 아닌, 시뮬레이터를 이용한다. 항공기 좌석과 동일하게 만들어두고, 공기압을 이용해 좌석이 레일을 따라 위로 솟구치게 만든 것. 순간적인 중력가속도 변화와 올바른 자세를 익히기 위한 훈련이다. 비상 사출 시 파일럿은 순간적으로 10~16 G의 G를 받게 되므로, 자세가 어정쩡하면 부상을 입거나 사망할 수도 있기 때문에 이런 훈련을 통해 바른 자세를 습득하게 된다.

조종사는 아주 중요한 고급인력이다. 하지만 사람 한 명보다 수백 억이 되는 기체가 더 비싸게 생각될 수도 있다. 그러나 전투기라는 병기는 정말 복잡한 기계이며, 이것을 다루기 위해서는 고도의 기술을 갖춘 사용자가 필수적이다. 그리고 조종사를 양성하는 데 드는 비용도 매우 많이들며 시간도 오래 걸린다. 조종사를 한 명 양성하는 데는 시간과 노력이 필요하다.

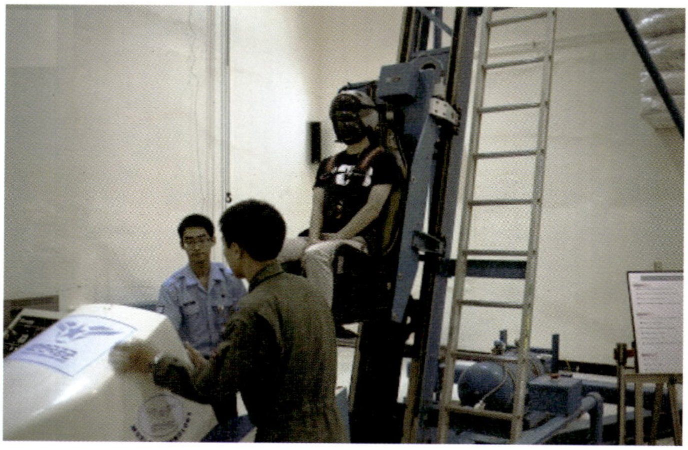

비상탈출 훈련

고공 저압 환경훈련 및 저압실 비행

공군 조종사에게는 지구중력의 6배가 넘는 하중이 몸에 전달된다. 자그마한 실수도 사고로 이어질 수 있기에 조종사들은 늘 극한의 고통을 견딜 준비가 돼 있어야 한다. 고공에서 기압 변화와 산소 결핍에 따른 신체변화를 극복하는 '고공저압환경훈련'을 위한 저압실내부에 들어가 에베레스트 산보다 조금 낮은 2만 5,000 피트(7,620 m) 상공과 같은 조건에서 신체변화를 직접 체험하게 된다.

지상에서 고공으로 이동할수록 중력은 대기를 지표로 잡아당기고 태양복사선은 공기입자의 운동에너지를 증가시켜 우주공간으로 확산시킨다. 이 두 가지 힘의 균형에 의하여 고공으로 갈수록 기압은 지수 함수적으로 감소한다.

압력이 감소되면 기체의 부피는 증가하고 압력이 커지면 기체의 부피는 감소하는데 고공 204 km 상공에서 장내 가스는 25%까지 팽창한다. 인체에 존재하는 가스가 외부의 기압변화로 부피가 변할 수 있고 인체는 이로 인하여 여러 가지 증상을 브인다. 위장 내 가스가 고공으로 상승하면서 팽창하여 심한 경우 복통을 초래할 수 있으며 그 외에도 부비강통이나 치통을 호소하는 경우도 있다.

또한, 격한 압력의 변화는 인체에게 감압증을 유발시킨다. 감압증은 외부의 질소분압과 체내의 질소분압 차이로 체내에서 기포가 생성되는 이유로 설명하는데 기포가 침범하는 부위에 따라 관절통, 흉통, 중추신경 장애 그리고 피부의 감각이상 등을 초래한다.

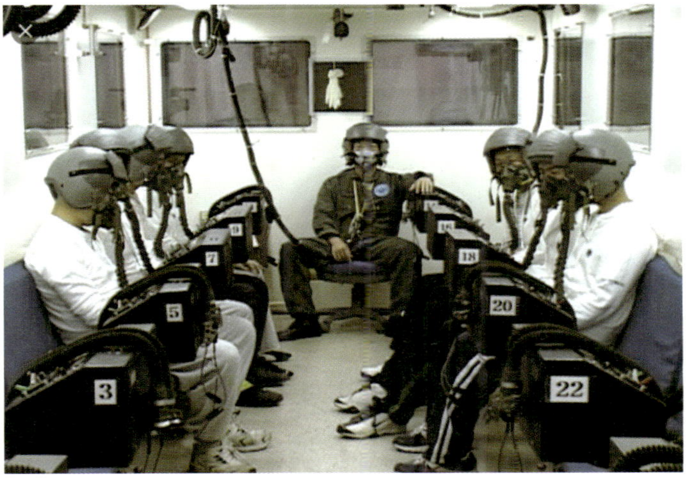

저압실 훈련

저압실 비행훈련은 버스처럼 생겼는데 긴 의자가 옆으로 놓여 있어 마주 보고 10여 명이 앉고, 모두 산소마스크를 쓴다. 지상이지만 산소량과 기압을 35,000 피트의 조건과 동일하게 한 뒤 산소마스크를 벗고 시간이 지날수록 신체의 이상 반응을 경험하게 된다. 자신의 이름이 생각나지 않거나, 앉아서 졸다가 쓰러지기까지 한다. 이런 상태로 산소 결핍증이 지속되면 아무런 고통 없이 자는 것처럼 죽는다.

저압실 내부는 분당 5,000 피트 속도로 고도가 올라간다. 일시적으로 내부에 안개가 끼고 기온이 급격하게 떨어지면서 고공에서 발생할 수 있는 항공기 내 현상도 체험할 수 있다. 목표지점인 2만 5,000 피트에 다다르자 산소마스크를 벗었다. 마스크를 벗자마자 체내 산소농도 측정 수치가 99%에서 77%까지 떨어지며, 곧바로 어지러운 느낌과 함께 두통을 느끼게 된다. 산소농도가 낮아질 경우 정상적인 판단능력이 저하된다. 체내 산소농도가 66%까지 떨어지면 바로 산소마스크를 착용하여야 한다.

테스트가 끝나고 급강하가 시작되면 올라갈 때보다 빠른 속도로 저압실에는 공기가 들어차기 시작하고, 이때 귀에서 고통을 느끼며 이상 증세가 나타난다. 귀가 먹먹해지면 발살바 호흡법(Valsalva maneuver·코와 입을 막고 숨을 내쉬는 동작)을 통해 숨을 불어 넣는다. 일부는 훈련 종료 후에도 고통을 호소해 가벼운 응급처치를 받을 수 있다.

가속도 내성 강화 훈련

고공을 비행하는 항공기 조종사는 지상과는 달리 인체에 중력 가속도의 몇 배에 해당하는 힘을 받게 된다. 전투기가 수직으로 급격하게 고도를 상승할 때 조종사가 받는 중력은 상상을 초월한다. 항공기가 급상승하는 경우 관성에 의하여 하지 방향으로 혈액이 쏠리는 현상이 나타나고 심한 경우 조종사는 대뇌 혈액 공급의 장애로 의식을 잃을 수 있다. 이러한 부작용을 사전에 예방하기 위해 고가속 전투기의 경우 조종사는 항가속도복이라는 특수 장치를 착용하여 하지로 몰린 혈액이 대뇌로 가는 혈액 공급을 증가시키기도 한다. 가속도 내성훈련 시설은 1명씩 탑승하게 되어 있고 길이 20 M 쯤 되는 원통 연결 부위 조종석이 달려 있으며 처음엔 서서히 돌다가 나중엔 선풍기 돌듯 돌아간다. 최대 중력의 9배 이상까지 회전한다. 가속도가 높아갈수록 얼굴이 일그러지며 호흡이 가빠지고 눈알이 튀어나올 것 같은 상황을 경험한다.

급선회를 하는 전투기도 엄연히 원운동을 하는 물체이므로 원심력을 받는다. 원심력은 원운동을 하는 물체의 속도가 빠를수록 크게 나타나므로, 전투기가 받는 원심력은 지구 중력을 기본단위로 따져도 몇 배나 될 만큼 크다. 그 때문에 중력가속도라고 하는 것이다. 이러한 중력가속도는 선회하는 항공기의 기체와 그 속에 타고 있는 조종사의 인체에 모두 동일하게 작용한다.

중력가속도를 재는 단위는 지구 중력인데, 중력(Gravity)의 약자인 G라는 단위기호를 사용해 표기한다. 이 앞에 붙는 숫자를 보면 지구 중력의 몇 배에 해당하는 힘을 받는지 알 수 있다. 예컨대 3G는 지구 중력의 3배에 해당하는 힘이다 즉, 항공기와 조종사는 자신의 몸무게의 3배에 달하는 힘을 받는 것이다. 그리고 이는 조종사 체내의 체액에도 동일하게 작용하게 된다. 따라서 두뇌와 안구가 위치한 머리에서 피가 빠져나가 하반신으로 몰려가게 된다.

G가 계속 높아져 이러한 상태가 심화되면 어떻게 될까? 머리에 혈액이 빠져나오면 두뇌에 산소가 공급되지 않으므로, 우선 시야가 회색빛으로 흐려지는 그레이 아웃 현상이 나타난다. 그 다음에는 시야가 좁아지는 터널 시야 현상이 나타나고, 그 다음에는 눈앞이 보이지 않게 되는 블랙아웃 현상이 나타난다. 그리고 여기서 더 나아가면 완전히 의식을 잃게 된다. 이를 G-LOC이라고 한다.

반대로 조종간을 앞으로 기울여 하강할 때는 항공기가 등 부분을 바깥으로 원운동을 하게 되므로, 원심력이 급선회 및 루프 때와는 반대방향으로 작용하게 된다. 따라서 중력가속도도 반대방향으로 작용하는데, 이를 -G라고 한다. 이대는 조종실 내의 물건이 떠오르는 것은 물론 조종사 체내의 혈액도 머리 쪽으로 몰리게 된다. 따라서 과도한 혈액이 몰린 조종사의 안구에 비친 물건은 모두 빨갛게 보이다가, 상태가 심해지면 역시 눈앞이 보이지 않게 된다. 이 상태를 레드 아웃이라고 한다. 격렬한 급기동과 높은 중력가속도가 이어지는 공중전 중에서, G로 인한 시야 상실 및 의식 상실은 조종불능 상태로 이어져, 결국 귀중한 항공기와 조종사를 상실하는 사태로까지 이어질 수 있다. 따라서 각국의 공군에서는 이러한 상황에 대처하고자, 전투조종사에게 G에 대처하는 비결을 가르치고 있다. 그것은 다름 아닌 호흡법이다.

마치 역기를 들 때처럼 온 몸의 근육을 바싹 긴장시키고, 성문을 닫아 피가 머리에서 빠져나갈 여지를 최대한 줄인 다음, 매우 짧고 빠르게 호흡을 계속하는 방법이다. 전투기 조종사의 경우 일명 '곤돌라'라고 불리는 원심분리기에 탑승, 인위적으로 만들어낸 9G의 중력가를 호흡법만으로 30초간 버텨야 한다.

또한 조종복 위 조종사의 아랫배와 다리 부분에 G수트라는 중력가속도 보호복도 착용하게 되는데, 이 보호복이 중력가속도를 막아내는 원리는 사실 알고 보면 매우 단순하다.

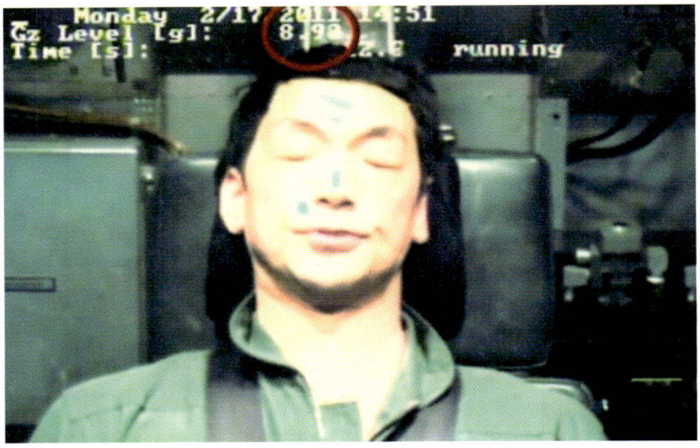

가속도 내성강화 훈련

보호복에 달린 튜브를 항공기의 기압 장치에 연결하면, 항공기가 급선회를 할 때마다 기압 장치가 공기를 G수트 내의 공기주머니에 공급, 조종사의 하체를 강하게 압박함으로서 조종사 머리에서 혈액이 내려오지 못하게 막는 것이다. 하지만 이 G수트의 성능은 의외로 미약하다. 중력가속도에 대한 내성을 1G 정도밖에 높이지 못하기 때문이다. 그래서 호흡법이 중력가속도를 이기는 가장 좋은 방법이라고 할 수 있다.

공간정위상실(spatial disorientation)

공간정위상실(Spatial Disorientation)이란 조종사가 비행 상태를 확인할 기준점으로 삼을 외부 표식을 볼 수 없어 순간적으로 기체의 자세, 속도, 비행 방향, 상승 · 하강 등을 파악하지 못하는 것을 의미한다. 달이 뜨지 않는 밤이나 짙은 구름 속에서 외부 물체도 볼 수 없을 때 발생한다.

조종사가 자신 또는 조종하고 있는 항공기의 자세(경사도), 위치, 진행방향, 승강, 속도 등을 순간적으로 파악할 수 없게 되는 상태가 간혹 발생한다. 일시적으로 평형감각을 잃는 경우로, 조종사의 건강상태와 상관없이 발생한다. 즉, 자신이 볼 때, 지면이 위인지 아래인지, 기체가 상승하고 있는지 하강하고 있는지 모르게 되는, 불현듯 스스로 거꾸로 매달려 배면비행을 하고 있는 것처럼 느껴지는 순간이 있다는 것이다.

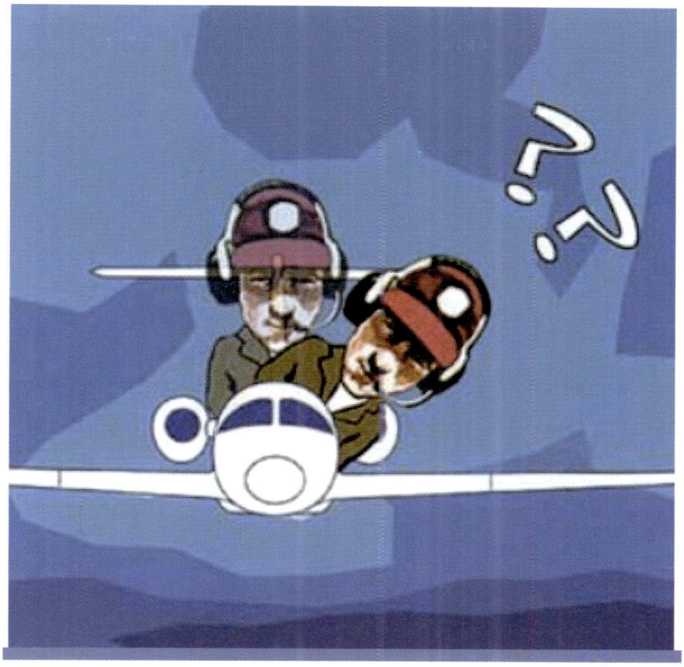

공간 정위 상실

짙은 안개 속이나 야간비행 등, 지평선(수평선)이 보이지 않는 상황에서 비행할 경우에 이 같은 착각에 빠지기 쉽고, 또 시야가 넓더라도 구름 모양이나 바람 등 기상조건, 지상물의 상태 등 시각적인 원인, 기체의 자세나 G(중력가속도)의 변화 등이 감각적인 원인에 의해 빠지기도 한다.

과거 공군에서는 '비행착각(Vertigo)'이라는 용어를 사용했으나, 조종사의 부주의와 태만 등 '과실'의 의미를 담고 있다 하여 현재는 공간정위상실(SD)을 사용하고 있다. 베테랑 조종사라도 정도의 차이가 있으나 반드시 한두 번씩 빠지는 증상이기도 하다.

국방일보에 따르면, 공군에서는 항공우주의료원에서는 공간정위상실을 체험해 보고 그 위험성에 대해 경각심을 갖게 해주는 SD 훈련을 실시하고 있다고 한다. 시뮬레이션 조종석에 앉아 검게 칠한 캐노피를 닫고 칠흑 같이 어두워진다. 비행 중에는 구름과 야간, 악기상 등 시력이 배제된 상황이 발생할 수 있어 몸이 느끼는 감각과 항공기의 실제 자세가 다른 것을 익힌다.

조종석이 회전하기 시작한 후 왼쪽으로 기울어지는 느낌이 들다가 그 상태를 한참 유지하자 수평비행을 하고 있는 것처럼 느낀다. 그때 수평 계기판의 조명이 들어오고 기체가 수평이 아니라는 사실을 확인하도록 훈련받는다. 또, 수평비행을 하지만 가속이나 감속에 따라 상승 또는 하강하는 감각을 느끼거나, 눈동자만 돌려서 주변을 확인할 때는 괜찮지만 고개를 돌렸을 때 심한 어지럼증과 감각 이상이 일어나는 것 등을 체험하도록 하고 있다.

"평형을 느끼는 감각기관은 컵에 따라놓은 물과 그 속에서 자라는 수초를 떠올리면 그 구조를 이해할 수 있다"는 설명이다. 컵을 기울이면 수초도 함께 너울거리지만, 그 상태가 유지되면 움직임이 멈춰 있듯이 전정기관내 임파액이 움직임으로써 운동 상태를 파악하는 감각모발도 같은 원리로 감각오류를 일으키게 된다는 것이다.

착각은 외부에서 들어오는 자극을 잘못 판단하는 것이라 할 수 있다. 외부 자극이 없는 상황에서 잘못된 판단을 하는 것은 환각(hallucination)이라 한다. 비행착각은 비행 중 발생한 착각을 말한다. 공간정위의 착각에는 시각적 착각과 전정기관에 의한 착각으로 크게 양분할 수 있다.

시각적 착각의 대표적인 예로 지상에서도 경험할 수 있는 전이성 착각(vection illusion)은 정지하고 있던 지하철에 탑승한 사람이 맞은편의 지하철이 앞으로 움직이는 모습을 보고 상대적으로 자신이 탐승한 지하철이 앞으로 이동하는 것처럼 느끼는 착각이다.

비행 중 시각적 착각의 대표적인 경우는 가상 수평선(false horizon)이다. 맑은 날 비행하는 조종사가 커다란 구름을 보고 커다란 구름의 윗면을 지상의 수평선으로 순간 착각하여 구름의 윗면과 날개의 수평을 일치시키는 착각이다. 야간에는 도로의 직선 불빛을 수평선으로 착각하여 저고도에서 매우 위험할 수 있다.

전정기관의 착각 중 매우 흔하게 발생하는 경사착오(leanillusion)는 전정기관 중 반고리기관의 기능이 섬세하지 못해서 발생한다. 우리 인체의 반고리관은 회전운동 감지력이 낮아 1초에 2도 이하의 회전 운동은 감지하지 못한다. 따라서 야간이나 악천후 등 외부의 시야 정보가 제한되어 있는 경우에 조종사가 서서히 한쪽 방향으로 롤(roll)하는 경우 10초 동안 최대 20도 기울어지지만 이를 조종사는 감지하지 못하게 된다.

SD 훈련은 육안으로 비행 지형 파악이 불가능한 경우 계기비행의 중요성을 시뮬레이터를 통해 직접 겪어보고 인간 평형감각의 오류를 느껴보는 훈련이다. 공간감을 상실에서 벗어나는 방법으로 "머리를 좌석에 최대한 밀착하고 계기에 집중하면서 수평비행을 해야" 한다. 실제로 전투기 사고의 몇몇은 이 같은 비행 착각으로 추락한 안타까운 사례가 있다.

7 항공종사자

산업기술의 발달과 더불어 업무내용이 날로 고도화, 전문화됨에 따라 모든 기술 분야에서 그 업무수행 능력을 인정해 주는 기술자격증 소지자가 점점 많이 요구되고 있다.

항공기술 분야에서도 항공법과 국가기술자격법에서 기술자격증 제도를 마련하고 그 자격증이 있어야만 항공종사자로서 해당업무에 종사할 수 있게 되어 있다. 따라서 항공기술 분야에 종사하고자 하는 사람은 누구나 이 기술자격증을 취득하는 데 깊은 관심을 가지기 마련이다. 항공 업무에 종사하려는 사람은 우선 '자격증명'을 받아야 한다.

항공 업무에 종사하려는 사람 또는 경량항공기를 사용하여 비행하려는 사람은 국토교통부령으로 정하는 바에 따라 국토교통부장관에게 '항공종사자 자격증명'(이하 "자격증명"이라 한다)을 받아야 한다. 다만, 항공 업무 중 무인항공기의 운항의 경우에는 그러하지 아니하다.

'자격증명'은 아무나 받을 수 있는 것은 아니다. 항공기의 안전운항을 바탕으로 하는 항공법에서는 조종사와 항공정비사 등 항공기 운항관련 기술 인력을 모두 '항공종사자'라고 하고, 기술자격증을 '자격증명서'라고 하고 있다.

항공종사자의 자격증명서의 종류 및 업무범위는 아홉 가지로 되어 있는데, 그중에서 조종사와 항공정비사 및 항공기관사에 대해서는 취급할 수 있는 항공기의 종류와 형식 등을 한정하고, 항공공장 정비사의 경우는 업무의 관련분야를 각각 한정해 주고 있다.

또한 조종사와 항공사 등 항공기 승무원은 자격증명서 이외에 '신체검사 증명서'와 '계기비행증명서'를 그리고 조종교육을 담당하고자 하는 자는 '조종교육증명서'를 각각 따로 받아야 한다.

항공종사자 자격증명 시험에 응시 할 수 있는 자격은 소정의 연령 이상인 자(자가용 조종사는 만 17세, 상업용 조종사, 항공사, 항공기관사 및 항공정비사는 만 18세, 운송용 조종사, 항공교통관제사, 항공공장정비사 및 운항관리사는 만 21세)로서 해당되는 전문지식과 소정의 경력을 가진 건강한 사람이어야 한다. 각 항목의 나이 미만인 사람은 자격증명을 받을 수 없다.

조종사

조종사는 조종사의 업무범위(항공안전법 제36조 및 별표)에 따라 운송용 조종사, 사업용 조종사, 자가용 조종사, 부조종사 등 4개로 나눌 수 있다. 민항기 조종은 자격증 하나로 바로 조종사가 되는 것은 아니고 자격증이 여러 개로 구성되어 있다. 자격증 외에도 일단 비행에 적합한지 신체검사부터 받아야 하고, 대한민국에서는 항공무선통신사라는 자격증도 취득해야 한다.

- **운송용 조종사** : 사업용 조종사의 자격을 가진 사람이 할 수 있는 행위 및 항공운송사업의 목적을 위하여 사용하는 항공기를 조종하는 행위

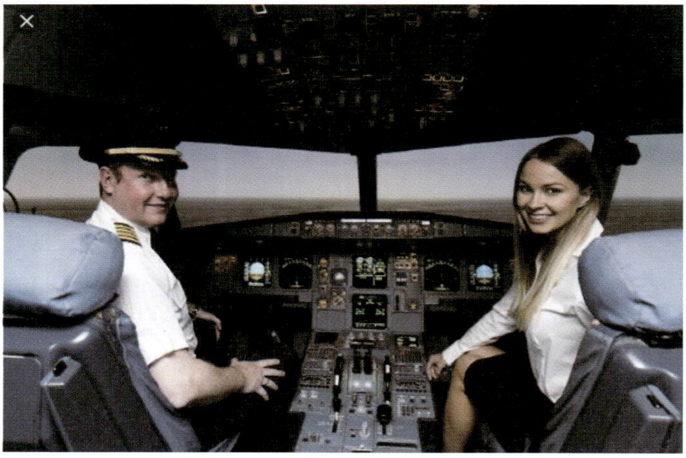

조종사

- **사업용 조종사** : 자가용 조종사의 자격을 가진 사람이 할 수 있는 행위 및 무상으로 운항하는 항공기를 보수를 받고 조종하는 행위, 항공기사용사업에 사용하는 항공기를 조종하는 행위, 항공운송사업에 사용하는 항공기(1명의 조종사가 필요한 항공기만 해당한다)를 조종하는 행위, 기장 외의 조종사로서 항공운송사업에 사용하는 항공기를 조종하는 행위
- **자가용 조종사** : 무상으로 운항하는 항공기를 보수를 받지 아니하고 조종하는 행위
- **부조종사** : 자가용 조종사의 자격을 가진 사람이 할 수 있는 행위 및 기장 외의 조종사로서 비행기를 조종하는 행위
- **경량항공기조종사** : 경량항공기는 항공법에서 분리된지 10년 정도밖에 안됐고 그 전에는 그냥 항공기였다. 경량항공기가 되면서 비행에 사전신고를 하지 않아도 되었지만 자격증도 분리되어서 조종할 수 있는 항공기가 경량항공기로 한정되었다. 자체 중량 115 kg 초과, 최대 이륙중량 600 kg 이하이다. 조종사 좌석을 포함하여 탑승좌석이 2개 이하이어야 한다.

- **초경량비행장치 조종자 :** 초경량비행장치라고 법적으로 중량 12 kg 이상의 1인승에 낙하산에 프로펠러가 달린 거라든지 비슷한 비행기, 또는 무인 멀티콥터 등을 조종하는 자격증이다. 14세 이상부터 취득할 수 있으며, 자동차로 따지면 원동기장치자전거 정도에 비유될 수 있다.

초경량비행장치 조정사 자격증은 법적으로 중량 12 kg 이상, 1인승 낙하산에 프로펠러가 달린 비행기, 또는 무인 멀티콥터 등을 조종하는 자격증으로, 14세 이상부터 취득할 수 있다. 자동차로 따지면 원동기장치자전거 정도에 비유될 수 있다. 타면조종형, 체중이동형, 파라슈트형의 세 가지로 구분된다.

또한, 조종사가 특정 항공기와 조종 방식(계기비행 등)을 운용하기 위해서는 조종사 자격증명의 한정(항공안전법 제37조 및 시행규칙 제81조)을 받아야 한다.

항공기 등급 한정 심사는 여러(쌍발, 삼발 등 여러 개의 엔진, multi engine) 특정 비행기 기종을 조종할 수 있는 자격을 취득하는 것이다. 민간항공사의 여객기들은 모두 엔진이 2개 이상이기 때문에 육상다발 한정심사(MEL, Multi Engine License)는 반드시 받아야 하고 자신이 항공사에서 조종할 비행기에 대한 한정심사(type rating)를 획득해야 한다. 조종하던 기종이 퇴역하여 새로운 기종을 조종해야 하는 경우에도 한정심사(type rating)를 받아야 한다. B747을 조종하다가 A380을 조종하는 경우에도 다시 교육을 받고 한정심사를 획득해야 한다.

- **항공기 종류 한정 :** 비행기, 헬리콥터, 활공기, 비행선, 항공우주선
- **항공기 등급 한정 :** 육상단발, 육상다발, 수상단발, 수상다발(활공기의 경우 상급, 중급)
- **항공기 형식 한정 :** 비행교범에 2명 이상의 조종사가 필요한 항공기 및 국토교통부장관이 지정하는 형식의 항공기
- **계기비행증명 :** 비행기, 헬리콥터
- **조종교육증명 :** 비행기, 헬리콥터, 활공기, 비행선

항공사

항공사(항법사)는 상공의 풍향풍속에서 현 지점을 예측하거나 별, 태양 등을 관측하는 것으로 현 지점을 산출해냈다. 그리고 목적지에 정확하게 가기 위해 비행해야 할 방향을 산출해내고, 조종사에게 계속해서 알려주는 것이 주요 업무였다. DC-8 조종석 뒤쪽에 항법사 전용

작업대와 천체관측을 하기 위한 작은 천창(Light tube)이 천장에 설치되어 있고, 육분의(Sextant)라는 기계를 천창에 집어넣고 천체관측을 하고 있었다. 하지만 현재는 자동항법장치(Self-contained Navigation Aids)나 INS(관성항법장치) 등 항공기술이 발달함에 따라 항공사의 도움 없이도 정확하게 목적지에 비행할 수 있게 되면서 항공사는 조종실에서 자취를 감추고 말았다.

항공기관사

항공 엔지니어(flight engineer (FE))라고도 불리는 항공기관사는, 항공기에 탑승하여 조종 장치를 제외한 발동기 및 기체를 취급하는 행위를 하는 항공종사자이다.

주요 업무는 조종실 내의 각종 계기를 통하여 항공기의 기계, 전기, 전자 계통의 정상 작동 여부를 확인하며, 기체의 중량, 균형 및 연료의 탑재량을 점검하며, 기장의 지시에 따라 엔진의 출력을 조정하고 각종 스위치를 조작하며, 순항 출력, 연료 소모량, 기내의 여압 및 온도 등을 산출하고 조절하며, 비행 일지를 작성하고 항공기의 이상 여부를 항공정비사에게 통보한다.

직접 항공기를 조종하지는 않지만, 조종사를 도와 항공기가 원활하게 비행할 수 있도록 도움을 줘야 하기 때문에 상업 운항 면장이 있고, 당연히 비행 경력도 있어야 한다. 제복 또한 조종사들과 동일한 파일럿 제복을 착용하며 견장의 줄은 부조종사(Co-Pilot)와 같은 3줄을 부여하나 가운데 줄을 가늘게 한 형태로 부조종사보다 약간 하위의 권한을 상징하게 하여 구별하게 한다.

조종실 내 각종 장비와 계기에 대한 관리, 운영을 책임지고 항로 등을 분석하는 업무를 수행했다. 하지만 항공기가 더욱 발전하면서 관리, 통제장비 역시 컴퓨터화되기 시작했고 조종사가 조종을 하면서도 충분히 다룰 수 있게 되자, 항공기관사라는 업무 필요성이 자연스럽게 사라지게 되었다. 최근 개발되는 항공기는 대개 조종사 2명으로 조종이 가능하며, 항공기관사라는 직책과 직업은 점차 사라지는 추세이다. 복잡한 항공기 시스템을 감시하고 운영한다. 항공의 초기 시대에는 항공기관사를 "공중 기계공"이라고 부르기도 했다. 항공기관사들은 더 큰 항공기들과 헬리콥터에서 여전히 발견할 수 있다. 대부분의 현대 항공기에서 이들의 복잡한 시스템은 전자 마이크로프로세서와 컴퓨터에 의해 감시되고 조정된다.

항공교통관제사

항공교통관제사(Air Traffic Controller)란 하늘 위에 정해진 보이지 않는 하늘 길을 인도해주는 안내자와 같은 사람으로서 항공기의 기장으로부터 항공기의 비행계획서를 제출받아 항공로의 고도를 측정하거나 항공 이 · 착륙 예정시간을 확인하여 비행을 허가한다.

항공교통관제사의 주요업무를 살펴보자

- 항공기의 안전한 이착륙을 돕기 위하여 비행기조종사에게 기상, 풍속 등의 정보를 제공하고 항공교통을 지휘한다.
- 관제탑에서 항공기의 이륙 및 착륙신고서를 확인하고 활주로 및 공항주변의 기상상태를 점검한다.
- 이륙 및 착륙하고자 하는 항공기조종사와 항공기의 목적지, 항공기 상태, 연료의 잔유량 등에 대해 교신한다.
- 해당 항공기의 이·착륙 활주로, 예정시간, 순서 등을 배정하여 유도하고 이·착륙을 허가한다.
- 접근관제소에서 운항중인 항공기의 위치와 고도 등을 확인하고 항로의 상태를 파악하여 고도의 상승 및 강하 수준을 지시한다.
- 비상상황 발생 시 관련기관에 연락을 취하고 비상착륙방법 및 비상활주로에 대해 안내 한다.

항공교통학을 전공하고 한국교통안전공단 항공종사자 자격증명시험을 통과하여 항공교통관제사 면허를 받은 사람으로 비행장의 '교통경찰'인 셈이다. 항공교통관제사는 공항소속 직원이 아닌 국토교통부 산하 지방항공청 공무원이다.

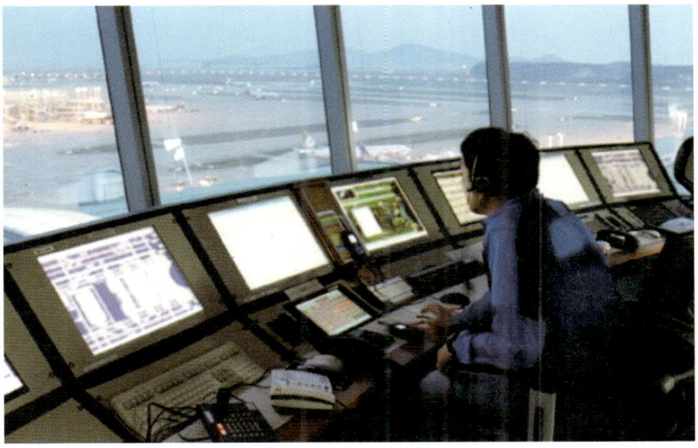

항공 교통관제사

항공정비사

항공정비사(Aircraft Maintenance Mechanic)란 국가가 인증하는 국가자격인 항공종사자 자격증명의 하나로서 항공법상 '항공기가 안전하게 운항할 수 있다'라고 기술적으로 증명할 수 있는 사람을 말한다.

많은 사람들이 직접 항공기를 정비하는 사람을 항공정비사라고 착각할 수 있지만 법적으로는 직접 항공기를 정비하는 사람이라기보다는 실제 정비에 대해 확인하여 증명할 수 있는 사람을 뜻한다.

또한 항공정비사는 정비의 업무에 따라 각 항공기 종류에 대한 운항정비를 할 수 있는 자격과 정비 업무 범위에 따라 해당 전문 정비 분야를 정비할 수 있는 자격으로 나뉘게 된다.

정비 또는 개조한 항공기에 대하여 항공안전법 제32조[1]의 규정에 의거해 확인을 하는 행위이다. 업무범위는 한정될 수 있는데, 항공기의 종류와 정비 방식을 통해 업무범위가 한정될 수 있다. 보통은 현장에서 관리와 감독을 하며 기술지시 및 지휘 감독을 하는 엔지니어 파트와 직접 현장에서 비행기를 수리 및 점검하는 메카닉으로 나누어진다.

항공정비 업무

- 항공 정비는 항공기의 감항성을 유지하기 위한 행위이다. 그리고 항공 운송의 목적 달성을 위하여 감항성, 정시성, 쾌적성, 경제성을 충족시킨다는 목적을 가진다.

1) 기관정비

엔진 내부 기어나 베어링의 비정상적인 마모나 결함을 찾기 위해 오일분광검사를 실시하거나 오일의 양을 체크, 보충하고, 혹 엔진이 이상 작동을 하게 되면 기관을 기체에서 분리하여 공장으로 보내고, 정상적인 기관을 장착하는 등의 기관이 제대로 작동하도록 유지하는 역할을 하게 된다.

2) 기체정비

작동면의 작동 검사 및 유압 체크, 랜딩 기어의 관리, 기체 외피의 비파괴검사, 기체외피 체크 등, 기관과 전자적 장비들을 제외한 기체의 모든 부분을 제대로 작동하도록 유지하는 역할을 한다.

3) 전자, 전기정비

항공기에 들어가는 전자적 장비, 전자 계기의 수지를 담당한다. 애비오닉스 섹션에 있는 FMC의 기능검사부터 시작해서 AVOD의 기능검사 및 탈장착도 하게 된다. 쉽게 말해서 기내의 모든 전자 장비를 유지, 보수한다.

항공 수리 업무

- 규모에 따라 소수리, 대수리로 나눌 수 있다. 소수리는 감항성에 영향을 주지 않는 부품의 수리 및 수정 작업, 교환 작업 등을 말한다. 대수리는 항공기의 구조, 강도, 성능에 큰 영향을 미칠 수 있는 수리작업을 말하며 이런 작업에는 기관, 프로펠러, 주요 장비 품, 내부 부품의 복잡한 분해 작업, 특수한 시설과 장비를 필요로 하는 작업, 예비품 검사 대상 부품의 오버홀 등이 있다.

4) 기관 수리

고장이 있어 입고된 엔진을 수리하고 시운전을 하는 등의 역할을 한다. 일반인들이 생각하는 기름 묻히고 뜯어 고치고 하는 항공정비사의 모습과 가깝다.

5) 기체 수리

각종 유압, 오일, 공압도관 등을 기체에 설치하고, 외피를 복원 및 제작하고, 구조부의 NDI 검사를 하는 등의 역할을 한다.

6) 장비 수리

기체 내부에 있는 배선을 깔거나 제거하고[10], 각종 전자 장비들을 뜯어서 고치는 등의 역할을 한다.

항공정비사 시험자격 요건

- 나이 만 18세 이상으로 다음 5가지 자격 중 하나를 반드시 충족해야 한다.
- 항공기 정비 4년 이상 실무경력
- 항공관련 전문대학 이상 또는 학점은행제 전문학교 등에서 항공정비 관련 필수과목 5가지 이수, 정비경력과 관련 정비실습 1년 이상 이수하거나 혹은 운항정비 실무경력을 6개월 이상 충족
- 국토교통부 지정 항공기술요원양성과정 이수, 6개월 이상의 운항정비경력 충족
- 국토교통부 지정 전문교육기관에서 항공정비사 과정 이수

- 외국정부가 발행하는 항공정비사 자격증명 소지

전문교육기관을 이수하거나 외국의 항공정비사 자격증을 소지하였거나 실무경력이 5년 이상인 경우 학과 또는 실기시험에서 일부 면제된다.

운항관리사

운항관리사와 관제사는 서로 다른 직역에 속한다. 쉽게 말하면 관제사는 정부 소속, 운항관리사는 민간 소속이다. 운항관리사는 항공사에 소속되어 항공기 운영에 관한 전반과 제어를 관리한다.

운항관리사(Aircraft Dispatcher)는 대형 민간항공사 및 헬리콥터를 포함한 모든 항공기를 운영하고 있는 항공관련 기업들의 항공기의 안전 및 효율적 운항 부분을 담당하는 목적으로 해당 항공기의 조종사 대신 운항 스케줄과 비행계획을 준비하는 항공법상 지정된 항공 전문 운항 종사자이다.

항공법상 운항관리사 자격증을 소지한 항공사의 운항관리사가 각 항공기의 기종 Manual 교육을 바탕으로 승객 및 화물, 항공기 운항지역 기상 상태 등을 사전에 점검하여 항공기 안전 운항과 혹은 운항 장애요인을 판단하여 세부 운항계획을 작성, 변경하여 운항 소요시간, 연료 소모량, 항공기 중량배분 결정 등의 업무를 수행한다. 특히, 운항관리사가 결정하는 적절한 항로와 고도의 결정은 소모되는 연료량과 밀접한 관계가 있으므로 항공기의 경제적, 효율적 운항을 통해 항공기 안전운항을 책임지는 역할을 담당하게 된다.

운항관리사는 4년제 대학 졸업 이상 또는 이에 준하는 학력을 갖춘 자에 한해 선발하고 있

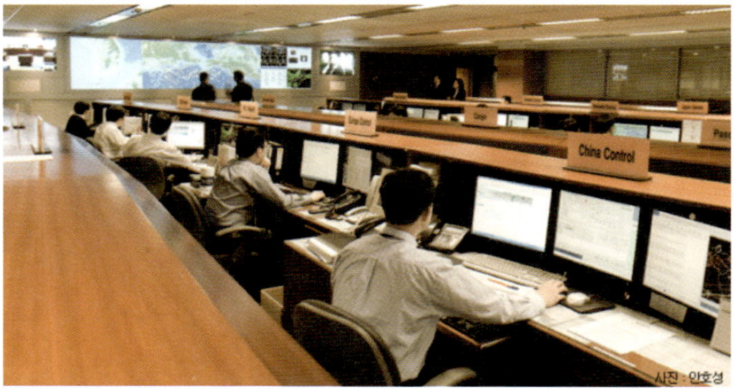

운항관리사

다. 특별히 전공 제한이 있는 것은 아니지만, 항공분야 전공자는 우대하고 있다. 항공법에 의거해 국토교통부 장관의 위탁을 받아 교통안전공단에서 관리하는 운항관리사 자격증을 취득한 사람만이 운항관리사로 일할 수 있는데, 이는 연 5회에 걸쳐 실시된다. 하지만 사설 교육기관이 따로 없기 때문에 항공회사 입사 후 교육과 실습, 경력을 통해 자격증을 취득할 수 있으며, 국내 항공사에서는 운항관리사 입사 시 직무에 대한 적성과 열정 등을 더욱 중요하게 평가하고 있다. 한편, 항공 사업은 다양한 국가와의 커뮤니케이션을 피할 수 없기 때문에 어학실력도 하나의 중요한 자격 조건이 된다.

8 항공종사자 신체검사

우리나라 항공 산업은 급격하게 발달하고 있으며, 이에 따라 항공종사자의 수도 급격히 증가하는 추세로 항공안전을 위해 항공종사자에 대한 건강관리가 어느 때보다 중요해지고 있다. 정부에서는 항공신체검사 관리업무를 민간 항공의학 전문 단체인 한국항공우주의학협회에 위임하여 관리 중이다.

항공신체검사는 조종 및 관제 등 항공 업무에 종사하고자 하는 자의 정신적, 육체적 적합성 여부를 검사하는 것으로 1종/2종/3종으로 구분한다.

자격증의 종류	항공신체검사 증명의 종류	유효기간		
		40세	40세 이상 50세 미만	50세 이상
운송용 조종사 (활공기 조종사 제외)	제1종	12개월 (다만, 항공운송사업에 종사하는 60세 이상인 자와 1인의 조종사로 승객을 수송하는 항공운송사업에 종사하는 40세 이상인 자는 6개월)		
항공기관사/항공사	제2종	12개월		
자가용 조종사/조종 연습생/사업용 활공기 조종사/ 경량 활공기 조종사	제2종	60개월	24개월	12개월
교통항공관제사	제3종	48개월	24개월	12개월

항공신체검사 1, 2, 3종

항공 조종사의 경우에는 2종의 자격을 받아야 비행기 조종사로서의 업무를 수행할 수 있다. 하지만 2종의 신체검사 증명으로는 항공사에 입사할 수 없다. 민항사에 입사하기 위해서는 항공신체검사 증명 1종을 꼭 취득해야 한다. 한편 항공관제사가 되기 위해서는 3종의 신체검사 증명만 받아도 된다.

1) 항공신체검사 종별 기준(제3종)

① 일반

항공 업무의 안전한 수행을 저해하여 기능적 불능을 야기할 수 있는 다음 각 항의 어느 하나에 부합하지 않아야 한다.

- 선천적 또는 후천적 기형이 있는 경우
- 활동성, 잠재성 또는 급 · 만성 장애가 있는 경우
- 상처, 상해 또는 수술에 의한 후유증이 있는 경우
- 의사의 처방과 상관없이 치료, 진단 또는 예방목적의 투약으로 인한 약효나 부작용이 있는 경우

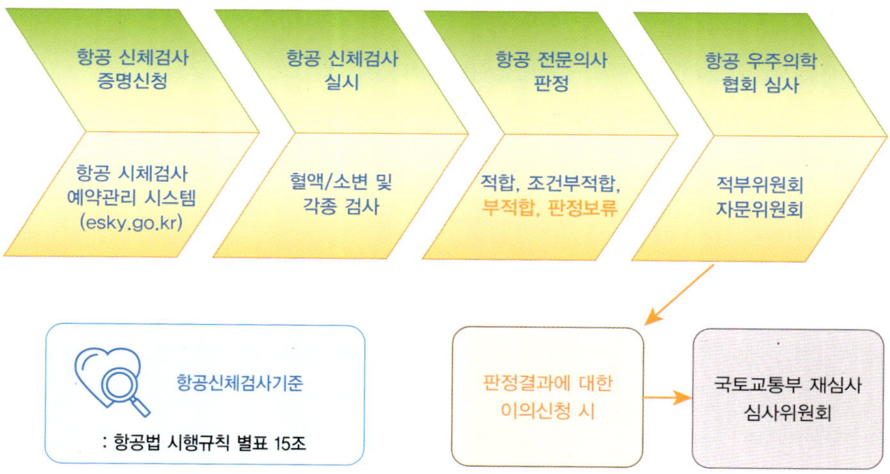

항공신체검사 발급절차

② 호흡기계통

- 항공 업무수행을 불가능하게 하는 급성 폐질환 또는 폐, 종격이나 흉막에 활동성 질환이 없어야 한다.
- 만성 폐쇄성 폐질환이 없어야 한다. 다만, 협회의 자문에 따라 항공 업무의 안전한 수행을 저해하지 않는다고 판단한 경우는 예외로 할 수 있다.
- 중대한 증상을 수반하거나 항공 업무수행을 불가능하게 할 수 있는 천식이 없어야 한다.
- 천식을 조절하기 위한 약물의 사용은 부적격하다. 다만, 항공 업무의 안전한 수행을 저해하지 않는 경우는 예외로 할 수 있다.
- 폐결핵이 없어야 한다. 단 결핵 또는 결핵으로 의심되는 병소가 치유되었거나 비전염성임을 확인할 수 있을 때는 예외로 할 수 있다.

③ 소화기계통

- 위장관 또는 부속기에 중대한 기능장애가 없어야 한다.
- 항공 업무수행을 불가능하게 하는 소화기계 질환이나 수술의 후유증, 특히 협착이나 압박에 의한 폐쇄증상이 없어야 한다.
- 담도나 소화기관 또는 부속기의 전부 또는 부분적으로 절제술이나, 문합술과 같은 대수술을 받지 않아야 한다. 단 수술관련 의료기록을 획득하여 협회의 자문에 따라 항공 업무수행을 불가능하게 할 수 있는 후유증이 없다고 판단된 경우는 예외로 할 수 있다.
- [제2종 이상 추가] 항공 업무수행을 불가능하게 하는 탈장이 없어야 한다.

④ 혈액 및 조혈장기

- 혈액질환 및 임파계 질환이 없어야 한다. 단, 항공 업무의 안전한 수행을 저해하지 않는다고 판단한 경우는 예외로 할 수 있다.

⑤ 정신계

- 항공 업무의 안전한 수행을 불가능하게 하는, 향정신성 물질의 사용으로 인한 정신 또는 행동 장애 및 알코올 또는 기타 향정신성 물질에 의한 의존증상(dependence syndrome)이 없어야 한다.
- 국제민간항공조약 부속서 1의 1.1에서 정의한 향정신성 물질은 알코올, 아편류(opioids),

대마류(cannabinoids), 진정제, 수면제, 코카인, 기타 흥분제, 환각제, 휘발성 용제 등이다. 단, 커피 · 담배는 포함되지 않는다.

⑥ 신경계

- 다음의 각호에 해당하는 병력이나 임상진단이 없어야 한다(항공 업무의 안전한 수행을 저해할 수 있는 진행성 또는 비진행성의 신경계 질환 및 그 후유증, 뇌전증, 의학적 원인이 불명확한 의식장애).
- 항공 업무의 안전한 수행을 저해할 수 있는 두부 손상 및 그 후유증이 없어야 한다.

⑦ 운동기계

- 뼈 · 관절 · 근육 · 건 또는 관련 구조에 항공 업무의 안전한 수행을 저해하는 이상이 없어야 한다.
- [제2종 이상 추가] 척추에 중대한 질환 · 변형이나 고통을 갖는 질환 또는 변형이 없어야 한다.
- [제2종 이상 추가] 척추장애 또는 척추의 질환이나 변형에 의한 사지의 운동기능장애가 없어야 한다.
- [제1종 추가 및 보충] 뼈 또는 관절의 심한 기형, 변형이나 결손 또는 기능장애가 없어야 한다.

⑧ 신장, 비뇨, 생식기계통

- 신장질환이나 비뇨생식기계 질환이 없어야 한다. 단 항공 업무의 안전한 수행을 저해하지 않는다고 판단된 경우는 예외로 할 수 있다.
- 신장 또는 비뇨생식기계 질환이나 수술의 후유증, 특히 협착이나 압박에 의한 폐쇄증상이 없어야 한다. 단, 협회의 자문에 따라 항공 업무의 안전한 수행을 저해하지 않는다고 판단한 경우는 예외로 할 수 있다.
- 신 적출술의 기왕력이 없어야 한다. 단, 수술의 부작용이 없는 경우에는 예외로 할 수 있다.
- 항공 업무의 안전한 수행을 저해하는 부인과 질환이 없어야 한다.
- 임신하고 있지 않아야 한다. 다만, 항공 업무에 지장을 초래할 염려가 없는 경우에는 예외로 할 수 있다.
- [위 항에 대하여 제2종 이상의 경우] 임신하고 있지 않아야 한다. 다만 정상 임신인 경우

임신 12주말부터 26주까지 항공 업무에 지장을 초래할 염려가 없는 경우는 예외로 할 수 있다.

- 임신 중 조기분만이나 기타 임신합병증에 대비한 시기적절한 교체가 이루어질 수 있도록 조치가 이루어져야 한다.
- 분만 또는 임신중단 후 해당 항공 업무를 안전하게 수행할 수 있다고 판단된 경우에 항공 업무를 수행할 수 있다.

⑨ 이비인후과

- 코, 구강 또는 상기도에 항공 업무의 안전한 수행을 저해하는 기형이나 질환이 없어야 한다.
- 무선통신장애를 초래하는 심한 말더듬이나 언어장애가 없어야 한다.
- [제2종 이상 추가] 전정기관 및 중대한 이관기능(유스타키오관 등)의 장애가 없어야 한다.
- [제2종 이상 추가] 치유되지 아니하는 고막 천공이 없어야 한다.
- [제2종 이상 추가] 비공에 공기가 통하는 것을 방해할 정도로 비중격(두비공을 분리시키는 막을 말한다)이 굽지 아니하여야 한다.
- [제2종 이상 추가] 구강 또는 상기도에 항공 업무의 안전한 수행을 저해하는 기형이나 질환이 없어야 한다.

⑩ 시 기능

- 안구 또는 안구 부속기에 항공 업무의 안전한 수행을 저해할 수 있는 질환과 수술 및 상해로 인한 후유증이 없어야 한다.
- [제3종] 각안의 원거리 시력이 0.7 이상이고 양안시력이 1.0 이상이어야 한다. 단, 교정하여 기준에 부합하는 경우는 각 눈이 교정하여 0.7 이상의 원거리 시력이 있어야 한다(항공 업무 수행 시 교정안경을 착용하여야 하며 동시에 예비 안경을 휴대 필수).
- [제2종] 각안의 원거리 시력이 0.5 이상이고 양안시력이 0.7 이상이어야 한다. 단, 교정하여 기준에 부합하는 경우는 각 눈이 교정하여 0.5 이상의 원거리 시력이 있어야 한다.
- [제1종] 각안의 원거리 시력이 1.0 이상이고 양안시력이 1.0 이상이어야 한다. 단, 교정하여 기준에 부합하는 경우는 각 눈이 교정하여 1.0 이상의 원거리 시력이 있어야 한다.
- 각안이 30 ㎝에서 50 ㎝까지의 임의의 시 거리에서 근거리 시력표(30 ㎝ 시력용)의 0.5 이상의 시표를 판독할 수 있고, 100 ㎝의 거리에서 N14 도표나 그에 상응하는 것의 0.5 이

상의 중거리 시표를 판독할 수 있어야 한다. 단, 교정하여 기준에 부합하는 경우는 다음의 조건을 만족시키는 한 쌍의 상용안경을 착용하고 예비 안경을 휴대해야 한다. 근거리 교정과 제2항의 원거리 교정이 필요한 경우, 2중 혹은 다초점 렌즈를 사용하여 안경을 벗을 필요 없이 동시에 근거리 · 원거리를 볼 수 있도록 한다. 근거리 교정만 필요한 경우, 반월형 렌즈(look-over)를 사용하여 원거리 시력이 손상되지 않도록 한다.

- 단 제2종은 100 ㎝ 거리에서 N14 도표나 그에 상응하는 중거리 시표에 대한 검사를 실시하지 않는다(제1종은 실시).
- 눈 굴절상태에 영향을 주는 수술을 받지 아니하여야 한다. 다만, 항공 업무의 안전한 수행을 저해하지 않는 후유증이 없는 경우는 예외로 한다.
- 정상적인 시야를 가져야 한다.
- 다음의 조건을 만족시키는 정상적인 양안 시 기능을 가져야 한다(현성사시가 없어야 한며, 잠복사시 또는 사위에서 상 사시(위)는 1 프리즘디옵터, 내 사시(위), 외 사시(위)는 6 프리즘디옵터 이하의 사 시각을 가져야 한다).
- 근거리 시력을 방해하지 않는 입체 시 감소와 폭주부전(abnormal convergence), 또한 안정피로(눈을 계속해서 쓰는 일을 할 때 눈이 느끼는 증세)와 복시를 동반하지 않는 융상작용(두 눈에 비치는 외계의 물체상을 합치시키는 작용)의 이상은 부적합의 원인이 되지 않을 수도 있다.
- [제3종] 색각이 정상이어야 한다. 단, 항공신체검사 항목별 검사방법 등의 제8목 시 기능 색각검사에 따라 이시하라 색각 표 검사와 색각경 검사(아노말로스코프) 모두 불합격하는 경우, 색각 제한사항을 부여하여 항공신체검사증명서를 발급한다. 아울러 국내외 공인된 기관에서 인정받은 관제실기교관으로부터 신호등화실기시험(signal light test)을 통과하는 경우에는 색각 제한사항을 부과하지 않고 항공신체검사증명서를 발급한다.
- [제2종 이상] 색각이 정상이어야 한다. 단, 항공신체검사 항목별 검사방법 등의 제8목 시 기능 색각검사에 따라 이시하라 색각 표 검사와 색각경 검사(아노말로스코프) 모두 불합격하는 경우 색각 제한사항을 부과하여 항공신체검사증명서를 발급한다. 아울러 국내외 공인된 기관에서 인정받은 비행교관으로부터 신호등화실기시험(signal light test)을 통과하는 경우에는 색각 제한사항을 부과하지 않고 항공신체검사증명서를 발급한다.

⑪ 청력

- [제3종] 전형적인 항공교통관제환경에서의 대화 및 신호음 등을 각색한 소음을 배경으로

항공관련 어구의 대화음을 올바르게 들을 수 있어야 한다(배경소음의 주파수는 600 Hz~4,800 Hz의 음성 주파수 범위로 정의한다).

- [제2종 이상] 항공기조종석에서의 대화 및 신호음 등을 각색한 소음을 배경으로 항공관련 어구의 대화음을 올바르게 들을 수 있어야 한다(배경소음의 주파수는 600 Hz~4,800 Hz의 음성 주파수 범위로 정의한다).

2) 주요 질환별 기준

① 혈액계

혈액계 질환에 대한 평가, 진단 방법을 명시하고, 혈액계 질환에 대한 평가 방법과 판정 기준을 정한다. 항공신체검사증명서 발급을 위한 지침을 제시하였다. 항공신체검사 시 혈액계 질환에 대한 평가 방법과 일반적인 문진 및 신체검사와 더불어 혈전이나 지혈계에 관여하는 인자들에 대한 여러 가지 혈액학적 검사들을 통하여 질환을 진단하고 항공 업무를 수행하는데 적합한지를 평가한다. 항공 업무 적합성 여부를 평가할 때는 관련된 검사 결과 및 진료 기록들을 참고한다.

주요 질환

- 혈액지혈이상
- 심부정맥혈전증
- 폐 색전증
- 혈소판감소증
- 특발성 혈소판 감소성 자반증
- 혈액 종양
- 악성 림프종
- 빈혈
- 적혈구증가증

② 종양계

종양계 질환에 대한 평가, 진단 방법을 명시하고 종양질환에 대한 일반적인 항공 의학적 소견에 대해 언급하였다. 최근 흔히 발생하는 종양질환에 대한 판정기준을 제시하며, 종양질환 평가에 필요한 구체적인 진료 지침을 제시하였다. 항공 업무 종사자가 종양질환이 있는 경우는 항공신체검사 시에 항공전문의사는 다음과 같은 항목들을 확인하여야 한다.

- 원발 종양질환에 대한 세포 병리 소견 및 병기
- 원발 종양질환에 대한 치료 및 치료 부작용
- 원발 종양질환의 재발 유무 및 가능성
- 항공 업무 종사자의 전신상태

주요 질환

- 폐암
- 위암
- 대장암
- 간세포암
- 췌장암
- 갑상선암
- 전립선암
- 신장암
- 방광암
- 고환암
- 피부암

③ 운동기계(정형외과 및 류마티스계)

운동기계(정형외과 및 류마티스계)에 대한 평가, 진단 방법 명시함. 운동기계통 평가를 위한 기준을 정하고, 운동기계통 질환의 항공신체검사증명서 발급하는 데 항공전문의사는 병력 청취와 임상적 검사를 통해 항공 업무 수행을 저해할 수 있는 골 · 육 · 건 · 신경 또는 관련 구조의 이상여부를 판단해야 한다.

주요 질환

- 관절염
- 전신성 홍반성 낭창
- 골다공증
- 척추골절 및 탈구
- 경부의 병변
- 척추의 변형
- 하 요추부 병변

- 사지절단
- 어깨손상
- 수근관 증후군
- 상지 및 하지 골절
- 슬관절 손상
- 관절 고정술

④ 정신계

정신건강의학과 질환에 대한 평가, 진단 방법 명시한다. 정신과 문제는 항공기 사고와 직결된 문제이기 때문에 정신건강의학 평가 시 객관적 평가를 위해 항공신체검사 자문위원회에 심리검사 항목을 제시해야 한다.

■ 평가 방법

- 모든 사고의 80%, 치명적 사고의 60%가 인적 요인에 의하며, 특히 판단력 장애가 사고 원인 중 높은 비중을 차지한다. 또한 선진국의 경우 정신계 질환은 항공 업무 수행에 주요 원인 중 하나이다. 이에 항공전문의사는 지원자의 정신적 문제에 대한 평가와 진단을 소홀히 해서는 안 된다.
- 항공전문의사가 전문적 정신과 검사들을 시행할 수는 없으나, 항공종사자의 정서적 안정성과 정신 상태에 대한 전반적 인상을 보고할 수 있어야 한다.
- 정신계 질환의 평가는 항공종사자의 보고뿐 아니라, 정신질환의 과거력, 주요 정신계 질환의 유전 가능성을 시사하는 가족력, 개인력 및 행동 등 다양한 객관적 자료를 수집하여 시행하여야 한다. 특히, 주의 깊은 평가가 필요한 특정 항공종사자의 경우 상기 언급된 객관적 자료들을 반드시 수집하여 평가해야 한다.
- 면담 과정 중에는 항공종사자가 보고하는 현재의 증상과 과거력뿐 아니라 항공종사자의 말, 행동, 표정 등 비언어적 요소들을 관찰, 평가해야 한다.
- 필요시 정신과 질환 판정을 위해 지능검사, 성격검사, 척도검사, 인지기능검사 등 다양한 검사를 사용할 수 있다.

■ 지능, 성격, 척도, 인지기능 검사 방법

- 항공종사자 평가에는 필요시 다양한 정신과적 검사가 사용될 수 있다.

- 지능은 사실적 지식을 동화시키고, 논리적으로 사고하며, 개념을 다룰 줄 알고, 추상적인 것을 문자화하고, 문자화한 것을 추상적으로 번역하며, 중요한 문제나 우선순위를 의미 있게 다루는 등의 능력을 말한다. 지능지수(IQ : Intelligence Quotient)는 연령에 대한 정신연령의 비에 100을 곱한 것을 십진수로 나타낸 것이다. 한국판 웩슬러 성인 지능검사(K-WAIS : Korean Wechsler Adult Intelligence Score)가 대표적 지능검사로, 숙련된 심리학자에 의해 시행되어야 한다. IQ 90 이하는 비행에서 요구되는 새로운 학습, 복잡한 기술의 습득에 어려움을 경험할 가능성이 높다.
- 성격검사는 지능검사에 비해 신뢰도가 떨어질 수 있다. 개인의 성격을 형성하는 데 기여하는 요소가 매우 다양하기 때문이다. 객관적 성격검사는 수치화된 점수를 얻고 수학적 또는 통계적 분석이 가능하다. 미네소타 다면성 인성 검사(MMPI : Minnesota Multiphasic Personality Inventory)가 대표적인 객관적 성격검사이다. 투사검사로는 문장완성검사(Sentence Completion Test), 로샤검사(Rorschach Test), 주제 통각 검사(TAT : Thematic Apperception Test), 인물 그리기 검사(Draw a Person) 등이 있다. 성격검사의 해석과 유용성은 임상적 진단에 추가적 정보를 제공하는 용도로 국한되어야 한다.
- 신경인지기능검사(Neuro-cognitive Test)는 환자의 기억력, 집중력, 추상적 연역능력, 사고의 유연성, 개념형성능력 등을 평가한다. 뇌의 기질적 질환 평가, 정신질환의 경과 및 회복여부 확인 등에 유용하다. 다만 실험적 과제를 부여하는 검사이므로 실제 항공 업무의 객관적 수행과 반드시 일치하지는 않는다.
- 다양한 척도검사(Scale Test)가 정신계 질환의 선별(Screening)을 위해 사용될 수 있다. 자가평정 척도검사는 Beck 우울척도(BDI : Beck Depression Inventory), Beck 불안척도(BAI : Beck Anxiety Inventory), 상태특성 불안척도.

■ 정신건강의학 소견서와 함께 제출하는 필수 심리검사 6가지 검사항목

① 지능검사(Korean-Wechsler Adult Intelligence Scale)

② 기억력 검사(Auditory Verbal Learning Test, Complex Figure Test)

③ 주의력 및 작업기억 검사(Digit span)

④ 실행기능검사(Stroop test)

⑤ 성격검사(Minnesota Multiphasic Inventory, Sentence Completion Test, Rorschach Test)

⑥ 우울 및 불안 검사(Beck Depression Inventory, Beck Anxiety Inventory)

■ **항공종사자가 항공 업무 수행에 지장을 유발할 수 있는 유의한 정신계 질환**

- 기질성 정신질환(F0) 또는 과거력
- 알코올 및 정신활성 약물 사용에 의한 정신장어 또는 행동 장애(F1) 또는 과거력
- 조현병, 분열형 장애, 망상장애 (F2) 또는 과거력
- 기분(정동) 장애(F3) 또는 과거력
- 신경증성 장애, 스트레스 관련 장애, 신체형 장애(F4) 또는 과거력
- 생리적 장애와 신체적 요소와 연관된 행동 증후군(F5) 또는 과거력
- 성인 인격 및 행동 장애(F6) 또는 과거력
- 섬망
- 치매
- 공황장애
- 수면장애
- 기분장애, 즉 항공종사자는 관련 항공 업무의 안전한 수행에 지장을 유발할 수 있는 급성 또는 만성, 선천적 또는 후천적 정신과질환으로 임상적으로 진단되지 않아야 하며, 그 과거력이 있어서는 안 된다.

9 조종사의 건강관리

조종사의 건강은 비행 안전과 직결되므로 조종사에 대한 건강관리는 예방 위주의 포괄적인 건강관리 프로그램을 실시하여 그들의 건강 상태를 최상으로 유지하도록 하여 건강 장애로 인한 조종기능의 상실로 비행 안전을 위협하게 되는 것을 극소화하고, 유효한 조종수명을 최대한 연장할 수 있도록 해야 한다. 조종사들의 전반적인 건강관리 및 건강 증진의 관점에서 조종사들이 평소에 느끼는 작업 피로 및 스트레스에 대한 관리가 필요하다.

2015년 3월 우울증 병력이 있는 독일 저먼윙스 사 소속 부기장이 항공기를 고의로 추락시켜 탑승객 150명 전원이 사망한 사고를 계기로 조종사에 대한 정신질환을 예방하거나 조기에 발견 · 치료할 필요성이 제기되었다.

이 사건 외에도 지난 2013년 11월 모잠비크 항공 사고로 33명이 사망했고, 2012년까지

최근 10년간 항공사고 2758건 중 자살비행 사고는 8건이 발생했다.

조종사의 스트레스 요인으로는 잦은 기압변화, 고도 등 극한 공중 근무 환경 속에서 폐쇄된 공간에서의 근무 형태에 대한 스트레스와 운동 부족현상, 시차적응 등 변동성 심한 근무환경으로 인한 피로도 증가, 시간, 안전, 완벽, 각종 심사 및 다양한 위험요인에 의한 극도의 정신적 스트레스가 요인으로 작용한다.

조종사의 만성피로는 대형사고를 초래한다. 다양한 조종사의 스트레스 요인으로 인해 만성피로에 노출되기 쉬운 조종사는 언제나 최적의 컨디션을 유지하기 위하여 충분한 휴식과 정신건강을 위한 투자를 게을리하지 말아야 한다. 피로의 정도는 주관적인 영역에서 판단되지만, 조종사의 경우는 2단계 이상에 해당되면 즉시 휴가를 통한 휴식, 입원을 위한 치료를 받을 것을 권장한다.

보통 피로(1단계)는 하룻밤 자면 완전히 회복할 수 있는 수준의 상태를 말하며, 만성피로(2단계)는 다음날까지도 피로 상태가 지속되는 피로의 축적 단계로, 심한 피로감으로 인해 본인이 느낄 정도로 작업능률의 현저한 감소를 가져오는데, 단기간의 휴식 및 휴가로 회복될 수 있을 정도로 발병 단계는 아니다. 하지만 조종사의 경우라면 이미 상당한 주의를 요하는 단계라고 할 수 있다.

심각한 만성피로(3단계)는 과로의 축적으로 단기간 회복이 불가능한 단계로, 다양한 합병증을 동반하여 입원 및 치료가 필요한 질병의 단계를 말한다. 반드시 항공전문의와 상담 후 적절한 치료법을 찾아야 한다.

1위 군인 (평균 연봉: 3만5580 달러)
2위 소방관 (평균 연봉: 4만5250 달러)
3위 비행기 조종사 (평균 연봉: 10만3210 달러)
4위 장군 (평균 연봉: 19만6300 달러)
5위 경찰관 (평균 연봉: 5만3540 달러)
6위 이벤트 기획자 (평균 연봉: 4만5260 달러)
7위 홍보전문가 (평균 연봉: 9만 1810 달러)
8위 기업 임원 (평균 연봉: 16만5830 달러)
9위 사진작가 (평균 연봉: 4만 달러)
10위 택시 운전사 (평균 연봉: 2만2440 달러)

가장 스트레스를 많이 받는 직업

일본 정부는 각 항공사에 대해 조종사들의 건강관리를 전담하는 의사 배치가 의무화되어 있으며, 항공회사는 '승원건강관리의'를 두어야 한다. 이 의사는 국토교통성이 실시하는 항공의학 관련 강습회에 반드시 참석해야 한다. 또 조종사와의 면담, 진찰을 정기적으로 해야 하며 조종사가 조종 업무에 지장을 가져올 우려가 있다고 판단되면 신속하게 회사 측에 통보해야 한다.

일본 정부의 지침에 따르면 정신건강 전문병원, 전문심리상담기관을 지정해 조종사들이 이러한 병원들을 통해 심리 상담을 받을 수 있도록 하고, 항공사는 정신질환자와 범법자가 채용되지 않도록 조종사 채용 전에 철저히 확인토록 했다.

또 정신질환 예방교육 프로그램 시행과 피로관리에 노력하도록 하고, 조종사의 정신건강에 관한 개인정보는 보호토록 했다. 이와 함께 조종사는 정신질환이 의심되면 정신건강전문의사의 진단을 받아 자발적으로 보고해야 하고, 항공사는 휴식과 치료를 적극 지원해야 한다.

우리나라의 경우를 살펴보면, 조종사들은 승무할 때, 항공신체검사를 통과해야 한다. 그러나 합격률이 60세를 지나면 단숨에 10% 대로 떨어진다. 자기관리가 얼마나 중요한지 실감하고 있다.

국토교통부는 항공기 안전운항과 조종사 정신건강 관리의 실효성을 확보할 수 있도록 「조종사 정신질환 예방 및 관리 지침」을 마련하고 2015년 12월부터 시행 중이다.

지침의 주요 내용을 살펴보면, 정부는 정신건강 전문병원 및 전문심리상담기관을 지정하여 조종사들이 이러한 병원들을 통해 심리 상담을 받을 수 있도록 하고, 항공사는 정신질환자 및 범법자가 채용되지 않도록 조종사 채용 전에 철저히 확인하도록 하였다. 또한, 정신질환 예방교육 프로그램 시행과 피로관리에 노력하도록 하였으며 조종사의 정신건강에 관한 개인정보를 철저히 보호하도록 하였다. 그리고 조종사는 정신질환이 의심되면 정신건강전문의사의 진단을 받아 자발적으로 보고하도록 하였으며, 항공사는 휴식과 치료를 적극 지원하도록 하였다.

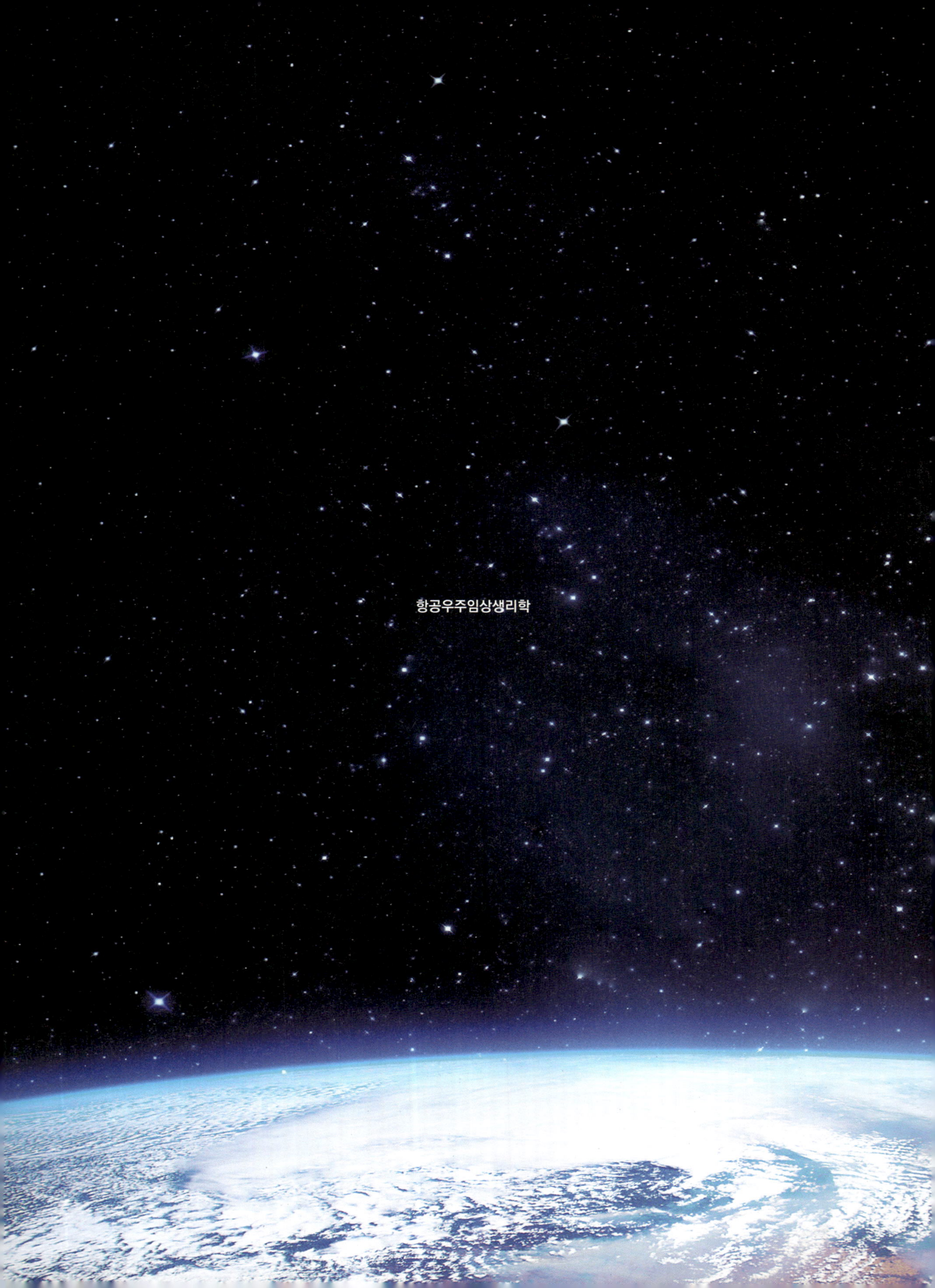
항공우주임상생리학

CHAPTER

02

항공기상

1. 대기(Atmosphere)
2. 항공기상(aviation weather)

CHAPTER

02 항공기상

1 대기(Atmosphere)

대기란 천체를 둘러싸고 있는 기체층을 뜻한다. 우리가 살고 있는 지구를 에워싸고 있는 공기층이다. 대기(atmosphere)라는 말은 희랍어의 수증기를 뜻하는 atmos와 구(球)를 뜻하는 sphaira에서 유래되었다. 대기는 가스 혼합물로 구성된 공기층으로서 지표면에서부터 약 350마일까지 지구를 둘러싸고 있다. 이 혼합된 공기층은 끊임없이 움직인다.

대기권의 역할

① 지구 보호막 : 외계로부터의 유해물질 차단(자외선 차단)
② 산소 공급 : 생물의 호흡활동에 필수적인 산소를 제공함
③ 보온 효과 : 대기의 온실효과로 일교차를 줄임
④ 에너지 평형 : 대기의 순환으로 위도에 따른 에너지(열)평형 유지하여 지구 전체의 온도 차를 줄임

1) 대기의 구성

대기는 천체를 둘러싸고 있는 기체로 되어 있는 겉층(Envelope)이다. 지구의 대기는 중력으로 유지되며 상당부분 지구와 같이 회전한다. 지구의 크기와 비교하면 대기는 굉장히 얇다. 대기질량의 99%는 지구 반지름의 0.005배인 30 km 아래에 있다.

지구와 다른 행성들과 가장 뚜렷한 차이는 지구가 다른 행성과는 특성이 다른 대기로 둘러싸여 있다는 것이다. 대기가 존재하기 때문에 지구에서 생명체가 생존 가능하다. 대기는 동물이 생존하는 데 필수적인 산소와 식물이 필요로 하는 이산화탄소를 공급한다. 대기는 또한 모든 생명체에게 필수적인 수분을 계속 공급한다. 대기는 지표가 너무 추워지거나 더워지는 것을 방지하여, 다른 행성과 다르게 생명체가 생존 가능한 환경을 제공한다. 대기는 대부분의

생명체에게 치명적인 태양의 자외선 복사로부터 지구를 보호한다.

대기의 구성성분은 상당히 변화량이 심한 수증기와 오존 그리고 액체와 고체 상태의 에어로졸을 제외하고, 고도 100 km 아래에서 대기의 구성성분은 잘 혼합되어 있다. 그리고 고도 100 km 위에서 대기는 성분별로 분리되어 있다.

대기의 부피에서 수증기를 제외한 건조 공기의 성분은 전체 부피의 약 78%가 질소(N_2)가 차지하고 산소(O_2)는 약 21%이며, 아르곤(Ar) 0.9%, 이산화탄소(CO_2)가 0.03%이다. 나머지는 미소량의 네온(Ne), 헬륨(He), 크립톤(Kr), 크세논(Xe), 오존(O_3) 등으로 구성되어 있다. 이 대기의 부피는 또한 약 0~5%의 수증기를 함유하는데 이 소량의 수증기는 날씨의 주요 변화요인으로 안개, 구름, 강수, 및 착빙의 생성을 초래한다.

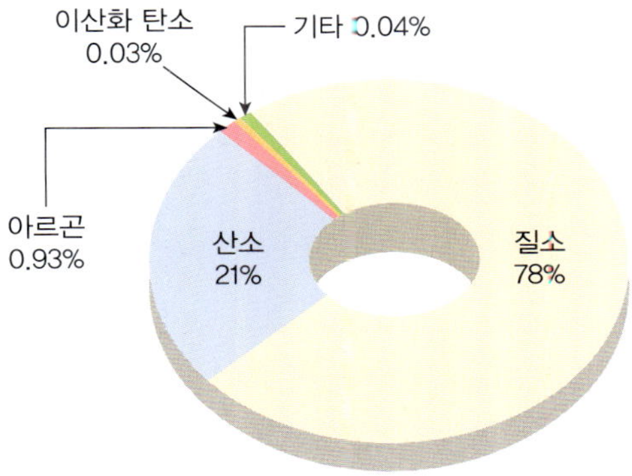

대기권의 구성

■ 다량 기체

질소와 산소 대기 중 가장 많이 존재하는 두 기체는 질소와 산소이다. 질소는 전체 대기의 약 78%를, 산소는 약 21%를 구성한다.

질소는 지구 대기 중 가장 많은 부피를 차지하며, 이원자 분자로 공기 중에 존재한다. 색과 냄새가 없고 비활성이다. 고온에서는 산소와 반응하여 일산화질소 NO가 된다(자동차의 배기가스). 질소는 수소와 반응하여 암모니아를 만들며 물에 잘 녹지 않고, 식물이 단백질을 합성하는 데 사용된다. 또한, 유기물의 연소와 부식, 화산 폭발, 특정 암석의 화학적 풍화에 의해 대기로 배출되며, 그중 일부는 생물적 과정과 강수, 강설에 의하여 대기에서 제거된다. 전체적으로 질소 기체의 증감은 균형을 이루고, 결과적으로 대기 중에 안정하게 유지된다.

■ 질소의 이용

① 암모니아, 질소비료, 질산 등의 제조

② **액체 질소 :** 매우 저온 ⇨ 음식물 순간 냉동, 초전도체로 이용

③ **기체 질소 :** 반응성이 약하므로 기름탱크나 튀김과자 봉지의 충전제로 사용, 안정한 물질로 전구 속의 필라멘트 보호제나 포탄의 뇌관 등에 사용

산소는 1774년 영국의 프리이스틀리(Joseph Priestley)가 발견하였다. 산소(O_2,oxygen)는 공기 중에 약 21%, 물 화합물 속에 다량 포함되어 지구 대기 중 두 번째로 많은 부피를 차지하고, 동물과 식물의 호흡에 이용되며 물질이 연소할 때 사용된다. 또한 식물의 광합성 과정 중에 생성, 식생에 의해 대기로 배출되고 다양한 유기와 무기 과정을 통해 제거되며, 산소 총량도 일정하게 유지된다.

산소의 성질은 냄새, 맛, 색깔이 없는 기체이며, 물에는 녹기 어렵고, 수상 치환하며, 비금속, 금속과 산화물을 이룬다. 산소는 산-수소 불꽃(3,000℃), 산소-아세틸렌 불꽃(3,000℃ 이상) 금속의 절단 및 용접에 쓰이며, 환자, 잠수부, 항공기 조종사 등의 호흡용으로 널리 사용된다.

대기의 나머지 1% 부피의 대부분은 비활성 기체인 아르곤으로 구성된다. 아르곤은 공기 중에 0.93%가량 들어 있어서 비활성기체 가운데는 가장 흔하며, 대기 중 농도가 0.04%인 이산화탄소의 23배나 더 많이 들어 있다. 지구상에 아르곤이 풍부한 이유는 비교적 흔한 40 K(칼륨-40)를 비롯한 몇몇 방사성 동위원소의 붕괴 산물이기 때문이다. 제법은 공기를 압축 냉각해서 분별증류로 액체 질소나 액체산소를 생산하면서 덤으로 아르곤을 생산한다.

■ 미량기체

몇몇 다른 기체들은 희박하지만 양의 변화가 매우 크고 기상과 기후에 커다란 영향을 미친다.

수증기 기체 형태의 물은 수증기(water vapor)이다. 수증기는 육안으로 볼 수 없지만, 구름과 강수는 액체나 고체 상태의 물로 구성되어 눈으로 볼 수 있다. 공기 중 수증기의 양은 전혀 없는 곳에서부터 공기 체적의 4%가 있는 곳까지 그 변동성이 매우 크다. 대기 중에서 적은 양을 차지하는 수증기가 중요한 이유는 수증기가 모든 구름과 강수의 근원이기 때문이다. 또, 수증기는 이산화탄소와 같이 지구에서 방출되는 열과 태양에너지를 흡수하는 능력이 있다. 지구를 따뜻하게 유지하는 데 크게 기여를 하고 있는 것이다.

물은 다른 상태로 변화할 때, 열을 흡수하거나 방출한다. 이 에너지를 숨어 있는 열이라는

뜻에서 잠열이라고 부른다. 대기 중의 수증기는 한곳에서 다른 곳으로 잠열을 수송하여 많은 폭풍들에 에너지를 공급한다.

이산화탄소 또 다른 중요한 대기의 구성 성분은 이산화탄소(carbon dioxide, CO_2)이다. 수증기와 같이 이산화탄소도 기후에 커다란 영향을 미친다. 이산화탄소는 비록 양은 적지만 매우 중요한 기체이다. 식물과 동물의 호흡과정, 유기물의 부패, 화산활동 자연 및 인위적인 인간활동(연소)에 의해 발생하고 실물의 광합성에 의해 제거되는 이산화탄소는 지구가 방출하는 에너지를 효과적으로 흡수하여 대기를 데우는 역할을 한다.

이산화탄소는 적외선을 흡수하여 하층 대기를 가열화시킨다. 이산화탄소는 대기 하층에서 상당히 균일하게 분포하지만, 화석 연료의 연소 증가로 인해 지난 세기 동안 농도가 지속적으로 증가해 왔다. 대기 중 이산화탄소의 비율은 매년 0.0002%(2 ppm)씩 증가하여 현재 약 390 ppm이다. 많은 대기과학자들은 이산화탄소 농도의 증가를 예측하기는 어렵지만, 중요한 기후변화를 일으킬 정도로 하층 대기를 온난화시킨다고 결론지었다.

미량이지만 매우 중요한 또 다른 기체는 오존이다. 오존(ozone, O_3)은 일반적인 2개의 산소 원자(O_2) 대신에 3개의 산소 원자(O_3)로 구성된 분자이다. 대부분의 오존은 지표로부터 15~48 km에 위치한 성층권에 집중되어 있다. 이 고도에서 산소와 산소 분자가 충돌하면 오존이 만들어지는 것이다.

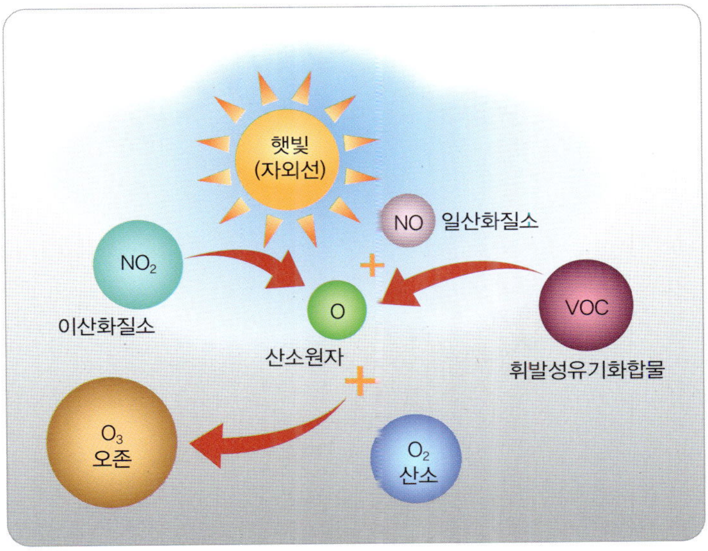

오존생성 미커니즘

이러한 현상이 고도 10~50 km에서 잘 일어나는 이유는 태양으로부터 충분한 자외선을 받으며 충돌이 일어나는데 필요한 기체 분자들이 충분히 존재하기 때문이다. 오존은 태양 복사 중 자외선의 좋은 흡수물질이다. 오존은 자외선을 걸러내서 잠재된 치명적인 영향으로부터 지구의 생명체를 보호한다. 즉, 오존층은 320 nm 미만의 빛 에너지를 99% 정도 흡수하면서 태양 자외선과 유해한 우주선을 흡수하는 방패역할을 한다. 오존층이 사라진다면 지구상의 인간은 존재할 수 없게 될 것이다.

미량 기체(일산화탄소, 이산화황, 일산화질소, 다양한 탄화수소)는 공장과 자동차의 매연으로 인해 점점 많은 양이 대기로 배출된다. 이들 모두는 생명체를 위협하며 기후에 일부 영향을 미친다.

메탄은 비중이 0.55~0.68로 공기보다 가벼워 대기 중에 쉽게 확산된다. 이산화탄소보다 온실가스 효과가 더 큰 물질이란 점에서 기후에 심각한 영향을 미칠 것으로 우려되고 있다.

국제학술지 사이언스에 따르면 미국 내 석유 및 천연가스 업계에서 해마다 누출되는 메탄 양은 연간 총 메탄 생산량의 2.3%에 이른다. 이는 미국 환경보호청(EPA) 추정치보다 60%나 높다. 자연적으로 또는 인간 활동을 통해서 대기로 배출되어 특정 파장대의 복사를 흡수하고 대기 온도를 조절하는 역할을 한다.

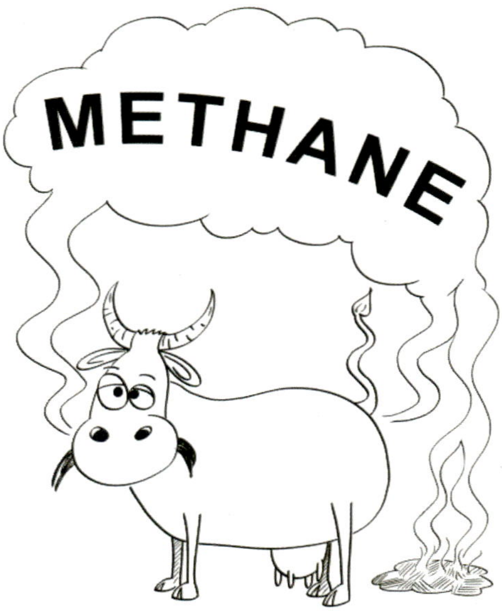

메탄

이와 같은 메탄 누출량은 누출의 정도와 그것이 기후에 미치는 영향을 결정하기 위해 과학자와 업계 등이 참여해 5년간 진행한 연구결과에 따르면 메탄은 개발되지 않은 대륙붕 등에서 공기 중에 누출된다. 가축의 트림, 비료, 논, 매립지, 툰드라 지역에서도 배출된다. 여기에다 석탄보다 깨끗한 에너지로 각광받으며 천연가스 이용이 크게 늘어나는 것도 메탄 누출의 주된 요인으로 지적된다.

대기의 고체와 액체 입자들을 모두 부유 미립자(particulates)나 에어로졸(aerosols)이라 부른다. 이들은 자연과 인간 활동의 결과로 수많은 곳에서 발생한다. 화산재, 바람에 날려 온 토양, 화분, 유성 잔해, 산불의 연기, 부서지는 파도에서 나온 염분은 자연적으로 발생한 에어로졸이다. 인간 활동으로 부터 발생한 에어로졸은 대부분이 산업과 자동차의 배출가스, 연기, 인위적 산불로 인한 검댕이다.

미립자(에어로졸)대기 중에 많은 양의 비 기체 물질들은 주로 구름, 강수, 강설, 우박을 형성하는 물과 얼음이다. 또한 눈에 보이는 큰 먼지 입자들은 때때로 대기의 난류에 의해 충분한 양이 떠올라 유지되어 하늘을 흐리게 하지만 질량이 무거워서 대기 중에 오래 머물지 못한다. 작은 입자들은 육안으로는 볼 수 없으며, 대기 중데 몇 개월에서 몇 년 동안 떠다니며 부유하기도 한다.

에어로졸은 입자의 물리적인 형태와 발생에 따라 나눌 수 있으며, 에어로졸에 대한 딱 정해진 분류기준은 없지만, 일상적으로 사용되는 에어로졸과 관련한 단어들은 구름, 먼지, 바이오 에어로졸, 퓸, 안개, 연무 등이 있다.

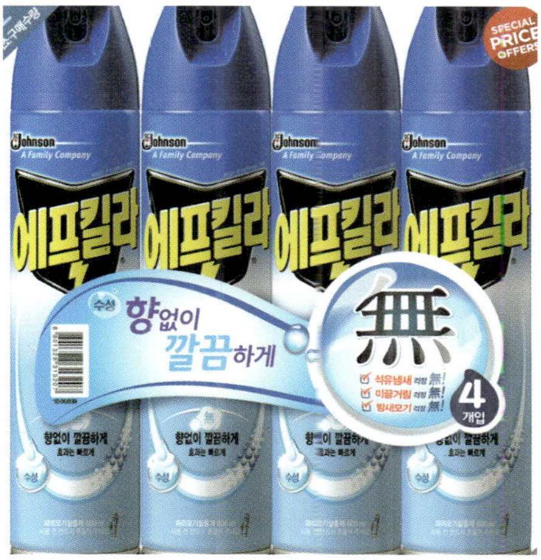

에어로졸

① Cloud(구름)

윤곽이 분명한 경계를 가지고 있는 눈에 보이는 에어로졸을 지칭한다. 대기 중의 작은 물방울이나 얼음 알갱이가 모여 하늘에 떠 있는 것을 말한다.

② Dust(먼지)

물리적인 풍화작용에 의하여 형성된 고체 입자를 말한다. 크기의 범위는 마이크로미터보다 작은 범위부터 100 마이크로보다 큰 범위까지 다양하고, 불규칙적인 특징을 가진다.

③ Bioaerosol(바이오에어로졸)

생물학적인 기원을 가지고 있는 에어로졸을 말한다. 바이오에어로졸은 바이러스와 독자생존 가능한 유기체(박테리아나 균류) 그리고 진균 포자나 꽃가루 같은 유기체의 산물 또한 포함한다.

④ Fume(퓸)

고체의 승화, 액체의 증발, 화학 반응 등에 의해서 발생한 증기가 공기나 가스 속에 부유하여 응결하게 된 입자 지름 1 마이크로미터 이하의 고체입자를 의미한다. 예를 들면 담배 연기나 황산의 흰 연기 등을 말한다.

⑤ Mist and Fog(안개)

응축 또는 미립자화에 의해 형성되는 액체의 입자를 뜻한다. 입자들은 주로 원형을 띠며 서브 마이크로미터 단위부터 약 200 마이크로미터 단위까지 분포되어 있다.

⑥ Haze(연무)

대기 중의 미세한 수증기가 응결되어 수평 시정을 제한하는 현상으로 시정이 1 km 이내로 제한될 때에는 안개(fog), 1 km 이상일 때에는 연무 또는 박무라고 한다.

2) 대기권의 구분

지구 대기권은 지구를 둘러싸고 있는 대기를 일컬으며 고도에 따라서 생기는 중력의 차이와 구성분자의 밀도에 따라서 여러 층으로 나누어 볼 수 있으며, 각각의 층은 고도에 따라서 기온이 차가 심한 것을 관측할 수 있다. 대기 구조는 일반적으로 고도에 따라, 온도 특성을 기준으로 다음과 같이 분류한다.

대기권의 분류

- 대류권 : 10 km 이내
- 대류권계면
- 성층권 : 10~50 km 이내
- 성층권계면
- 중간권 : 50~80 km 이내
- 중간권계면
- 열권 : 80 km 이상

균질권은 대류권, 성층권, 중간권을 포함하는 대기층을 말한다. 한편, 중간권계면 위의 대기는 태양 복사에너지를 흡수하여 광 해리작용을 하거나 확산분리 작용에 의하여 그 분포가 불균일해진다. 이와 같은 대기층을 비균질권(Heterosphere)이라 하며 열권 및 전리권과 거의 일치된다. 인공위성관측에 의하면 대기는 지상 80 km까지 주로 질소와 산소로 되어 있고, 80~120 km층은 질소와 산소의 분자로, 120~1,000 km층은 산소원자로, 1,000~2,000 km층은 헬륨으로, 그 이상 10,000 km까지는 수소로 되어 있어 조성별로 성층을 이루고 있음이 밝혀졌다.

대기권의 역할

- 태양 에너지를 흡수, 보존, 운반하여 지구의 온도를 일정하게 유지시킨다.
- 온실 효과로 지구 복사 에너지를 보존한다.
- 자외선을 차단하여 지구상의 생물을 보호한다(오존층).
- 유성 등의 외부 물질을 태워 지구를 보호한다.

3) 대기권의 구분 및 특징

대류권(Troposphere)

대류권은 지구 표면으로부터 형성된 공기의 층으로 지구 표면에서 수직으로 약 11 km(36,000 피트)의 고도까지 해당하는 대기층이다.

대기 전체량의 약 3/4이 분포되어 있고, 기온은 높이 올라갈수록 낮아지며, 그 비율은 1

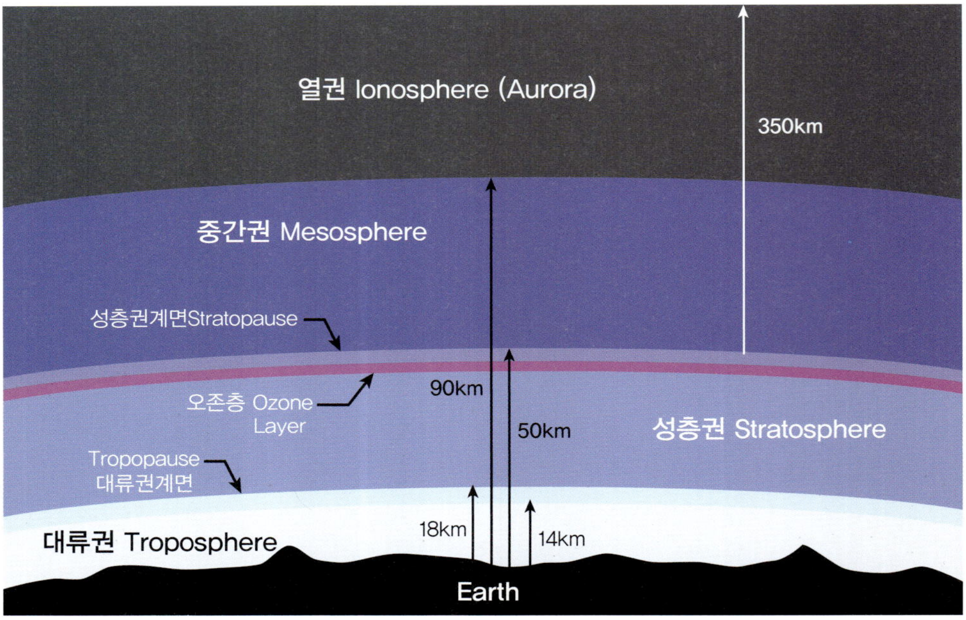

대기의 구조

km에 대하여 6.5℃이다. 찬 공기가 위에 있고 더운 공기가 아래에 있어 기층이 매우 불안정하여 공기의 상하 대류 현상이 나타난다. 이 공기의 대류 현상 때문에 대기 중에서 일어나는 비나 눈·구름 등의 일기 현상의 거의 대부분이 대류권에서 일어난다.

대류권의 남북 방향, 즉 자오선 방향의 기온 분포를 보면 지표 부근에서는 여름이나 겨울 모두 극에서 낮고, 적도에서는 기온이 높은 분포로 되어 있다. 그러나 성층권 상부나 대류권계면 부근에서는 겨울은 극 쪽이 낮고, 적도 쪽이 높으며, 여름에는 반대로 적도 쪽이 낮고, 극 쪽이 높아진다.

대류권과 그 위의 기층인 성층권의 경계면을 대류권계면이라 하는데, 대류권계면의 높이는 기상 조건이나 시간 및 장소에 따라 달라진다. 보통 저위도 지방이 극지방보다 높으며, 중위도 지방에서는 여름이 겨울보다 높고, 고기압 속에서는 저기압 속에서보다 높다. 적도 지방의 온도는 -75℃ 이하로 낮고, 양극지방은 -55℃~-45℃로 높다. 그리고 대류권계면을 이루는 곳에서는 기온 체감률이 불연속으로 변한다.

■ 대류권과 기상 변화

대류권 안에서는 고도가 높아질수록 기온이 낮아진다. 그 이유는 위로 올라갈수록 방출하는 지구 복사 에너지인 적외선의 양이 줄어들기 때문이다. 따라서 대류권 내에서는 더운 공기가 아래에 있고, 찬 공기가 위에 있게 된다. 그러므로 위의 찬 공기는 아래로 내려오려 하고, 아래의 더운 공기는 위로 올라가게 되는 공기의 대류 현상이 왕성하게 일어나서 공기의 교체가 일어나게 된다.

수증기를 포함하고 있는 지표의 더운 공기가 위로 상승하면 기압이 낮아지면서 부피가 커지는 현상인 단열 팽창이 일어나 온도가 낮아지게 된다. 보통 100 m 올라갈 때마다 약 0.65℃씩 낮아지게 된다. 기온이 계속 낮아져서 공기의 온도가 이슬점 이하로 낮아지게 되면 공기 중의 수증기가 먼지 등 응결핵을 중심으로 응결하여 작은 물방울이 되는데 이것이 구름이다. 또 이 구름으로부터 비나 눈 · 우박 등이 만들어지며, 공기의 상하 대류 현상에 의해 지표에는 바람이 불게 된다. 즉, 공기의 대류 현상에 의해 지표에는 여러 가지 기상 현상이 나타나게 되는 것이다.

대류권계면(Tropopause)

대류권계면 대류권에서는 고도가 증가함에 따라 기온이 감소하고 성층권에서는 고도에 따라 기온이 증가한다. 대류권계면은 대류권과 성층권의 경계면으로 기온이 고도에 따라 감소하다가 증가하는 지점이다. 대류권과 성층권의 경계는 기상 조건, 시간, 곳에 따라 매우 역동적으로 변화하므로 한 고정된 지점을 갖지는 않는다. 대략 적도 지방에서는 약 18 km, 극지방은 약 8 km 높이로 위도가 높아질수록 낮아진다. 이렇게 경계를 지었지만 대류권계면을 기준으로 기온감률이 급격히 감소하나 극소가 되지는 않는다. 중위도 지방의 대류권계면에서는 보통 편서풍이 강하게 나타나고 제트기류가 관측된다.

평균 고도는 적도 부근이 18~20 km (11~12 miles), 극지방은 약 6 km (3.7 miles)이다. 기온의 변화가 거의 없으며 고도는 위도에 따라, 계절에 따라 변하며 극지방 근처에서 낮고 적도 근처에는 높으며 겨울이 낮고 여름이 높다. 제트기류, 청천난류(CAT), 뇌우(thunderstorm) 같은 기상 현상이 나타나므로 항공기 운항에 중요한 영향을 끼친다.

성층권(Stratosphere)

대류권계면과 고도 50 km 정도인 성층권계면 사이의 온도가 거의 일정하거나 서서히 증가하는 층을 성층권이라고 부른다. 성층권을 처음 발견한 사람은 프랑스인 테스랑 드 보르이다. 드 보르는 기구관측에 의하여 대기 중의 기온의 수직분포를 조사하였고 같은 해에 독일의 기상학자 아스만도는 밤에 실시한 기구 관측을 통해 드 보르의 관측을 증명하면서 상공 11~14 km에서 아래층인 대류권과는 다르게 고도에 따라 기온이 거의 일정하다는 사실을 처음으로 알렸다. 이후 1931년 5월 27일, 스위스의 오귀스트 피카르는 사상 최초로 열기구를 타고 15 km 상공의 성층권에 처음 진입하는 기록을 세웠다.

성층권은 고도가 올라갈수록 기온이 상승하기 때문에 위 아래층인 대류권과 중간권에 비해 안정하다는 특징이 있다. 또한 제트기가 날기 적당할 정도로 공기가 희박해 항공기에 가해지는 저항을 줄일 수 있다. 군사용 비행기들은 저고도에서 성층권을 포함한 고고도까지 다양한 고도에서 날고 있다. 정찰기나 폭격기 같은 경우는 10 km 이상의 고고도에서 비행한다.

성층권은 고도에 따른 온도변화율에 따라 등온층(Isothermal Layer)과 온난층(Warm Layer)으로 나누어진다.

- **등온층** : 통상적으로 대류권계면~35 km까지를 말하며, 기온이 높이와 무관하게 거의 일정하다.
- **온난층** : 35 km~성층권계면까지의 고도를 말하며, 고도에 따라 기온이 서서히 증가한다.

■ 성층권의 주요 특징

- 등온층에서 대기는 안정하고 불순물이 적어서 일반적으로는 구름이 없으나, 가끔 하층에 권운이나 진주모운이 나타나기도 한다.
- 오존층이 존재하며 고도에 따라 기온이 거의 일정하다가 서서히 증가한다. 고도 50 km에서 온도는 극대가 된다. 이는 오존이 태양광선으로부터 자외선을 흡수하기 때문이다.
- 겨울에서 초봄으로 계절 변화에 따라 25 km 고도의 기온이 약 2일 동안에 -40℃에서 -80℃ 정도로 급격히 상승한다. 이를 돌연승온(Sudden Warming)이라 하는데 겨울철에 일사가 없기 때문에 특히 오존층이 냉각되어 강한 저온의 극야소용돌이(Polar Night Vortex)가 생기고 겨울을 지나 여름철로 옮겨갈 때 파괴되면서 발생한다. 발생장소는 극야소용돌이 주변과 저위도에 한정된다. 저위도에서 발생하는 승온은 그 승온역이 유럽 상공으로 이동

해 가는 것과 미국 상공으로 이동하는 것의 두 가지 형태가 있다. 전자는 대류권 내에 저지현상(Blocking)을 동반하고 있다. 최후에 발생해서 극야소용돌이를 파괴하여 순환이 여름형으로 바뀌었을 경우를 최종승온이라고 한다. 승온역은 상층에서 시작되어 하층으로 전파되어 온다.

• 적도 부근의 18~30 km 고도에서는 12~13개월 동안 편동풍이 불고 그 뒤 12~13개월 동안은 편서풍이 부는 약 2년간의 변화가 나타난다. 원인은 오존의 분포와 수송에 기인한 현상으로 추정된다.

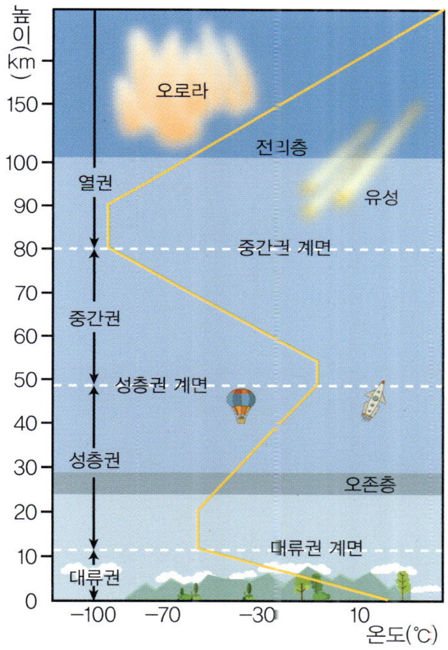

온도의 연직 분포와 대기의 주요 층

• 성층권에서 발생하는 현상이 대류권의 기온과 순환의 변화에 어떤 영향을 주는지에 대한 연구는 최근 기상학의 주요 과제 중의 성층권은 대류권의 바로 위에 존재하며, 지구 표면에서부터 약 50 km까지의 대기층을 말한다. 대기를 조성하는 기체의 19%를 보유하고 있지만, 수증기는 거의 존재하지 않는다. 성층권은 안정된 층으로 대류권에서의 대류현상과 같은 특성이 나타나지 않는다. 대부분의 기상현상은 대류권에서 발생하지만 성층권내에서도 다음과 같은 특이한 기상 현상이 발생하기도 한다.

■ 성층권에서의 특이한 기상 현상

- **진주모운(Mother-of-pearl-cloud)** : 주로 스코틀랜드와 스칸디나비아에서 Fön 현상이 있고 구름이 없을 때 잘 나타나는 섬세한 렌즈형의 녹 적색 구름으로 일종의 지형성 구름이며 생성 고도는 20~30 km이고 서서히 이동하거나 움직이지 않는다.
- **음파의 이상전파(Abnormal Propagation)** : 화산 폭발이나 대포의 소리가 음원으로부터 멀어져 감에 따라 점점 작아져서 50 km 쯤에서는 들리지 않게 된다. 그런데 훨씬 더 멀리 떨어진 100 km 이상의 거리에서 다시 들리는 구역이 출현하는 일이 흔히 있다. 이러한 현상을 음파의 이상전파라 한다. 이는 내청역, 무음역, 외청역의 존재를 나타낸다.
  따라서 고도에 따라 기온이 하강하다가 상층에 고온층이 있다면 음파의 진행방향이 굽어져서 다시 지상에 도달하여 외청역을 형성하게 된다. 이것으로 성층권에는 상층 50 km 부근에 고온층이 있음을 알 수 있다.
- 성층권의 오존은 지구를 태양의 자외선으로부터 막아주는 보호막 역할을 한다. 성층권의 오존의 양을 두께로 환산하면 3 mm 정도밖에 되지 않는다. 이 얇은 층이 대단한 역할을 하고 있는 것이다.

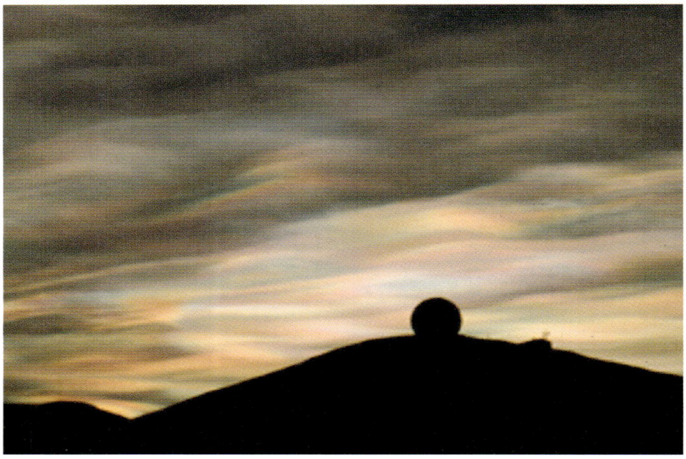

진주운

태양의 자외선 복사는 통상 파장의 길이에 따라 자외선 A, B, C로 나뉜다. 인간에게 매우 해로운 UV-C는 대략 35 km의 고도에서 오존에 의해 완전히 차단된다. 피부암을 유발하는

UV-B도 오존층이 거의 95% 이상 차단해 준다. 마지막으로 대부분의 UV-A는 표면에 도달한다. 이 파장은 크게 유해하진 않지만, 잠재적으로 유전자의 손상을 유발할 수 있다.

오존층이 파괴되면 자외선이 지구에 도달하게 된다. 생물체가 자외선을 직접 쬐면 피부가 타고 피부암과 백내장이 생긴다. 신체의 저항력도 저하되는데, 예를 들어 홍역이나 수두, 헤르페스, 말라리아, 결핵이나 나병, 곰팡이에 의한 질병 등은 자외선의 증가에 따라 상태가 더욱 나빠지는 질병들이다. 미국 환경보호청에 따르면, 성층권 오존이 1%만 감소하더라도 백내장 환자가 0.3~0.6% 증가한다고 한다. 또 흑색종 환자가 대폭 증가한다.

오존층이 가장 많이 파괴된 지역이 남극 상공이다. 남극에 가까운 칠레 남부 지역에서는 실제로 피부암 환자가 다른 지역보다 많다. 토끼 등의 야생동물들이 눈이 머는 경우도 많다. 이것은 오존층이 파괴될 경우 자외선의 피해가 그만큼 크다는 것을 보여 주는 예다.

식물의 경우에는 광합성 작용이 저해된다. 바다 속에 있는 식물성 플랑크톤의 광합성 작용도 억제된다. 물고기의 알이나 갑각류의 새끼들도 자외선에 대한 감수성이 매우 높아 피해를 입는다. 결국, 생태계 먹이사슬의 기초가 무너지게 된다. 지구의 환경이 인간과 동식물이 살아갈 수 없게 변해 가는 것이다.

오존층은 지구 기후와도 밀접한 연관성이 있다. 오존층이 파괴되면 단파장의 태양 복사 에너지 유입량이 많아져 온실효과가 증가한다. 그러면 지구기온이 상승하면서 증발량과 습도가 증가하고 강수량도 변화하게 된다. 오존층이 성층권의 온도를 유지시켜 주는데 만약 오존층이 감소하면 성층권의 온도는 내려간다. 성층권의 온도가 낮아지면 대기대순환의 흐름이 바뀐다. 이로 인해 전 지구의 기후 패턴에 변화가 일어난다. 동일본 대지진이 아주 좋은 예다.

성층권은 지구의 생태계에 많은 영향을 준다. 성층권의 오존층을 지키기 위한 노력이 필요한 이유다. 다행히 오존층 파괴 현상의 심각성을 깨닫고 몬트리올에서 세계 각국이 모여 의정서를 만들었다. 이것이 오존층의 파괴 예방과 보호를 위해 제정한 국제협약인 [오존층 파괴물질에 관한 몬트리올 의정서(Montreal Protocol on Substances that Deplete the Ozone Layer)]이다. 이 협약은 1989년 1월에 발효되었다. 이는 전 지구 차원에서 합의하여 만든 협약서 중 가장 성공한 사례가 되었다.

CHAPTER 02 항공기상

성층권계면(Stratopause)

성층권과 중간권 사이에 있는 경계면을 말하며, 지상에서 50~55 km 떨어진 높이에 위치한다. 성층권계면을 경계로 고도에 대한 온도변화의 역전 현상이 일어난다. 즉, 성층권에서는 기온이 고도에 따라 상승하다가 성층권계면에서 극대가 되어 0℃ 정도로 된다. 그러나 성층권계면을 넘어 고도가 더 높아지면 차츰 온도가 하강, 고도 80 km에서는 극소가 되어 약 93℃가 된다.

성층권에서 온도가 상승하는 이유는 오존층 때문이다. 성층권에서는 오존의 자외선 흡수에 의해 고도에 따라 온도가 상승하는 반면, 중간권에서는 고도에 따라 온도가 감소하므로, 성층권 계면은 온도가 최대로 되는 지점을 뜻한다.

지구에서 성층권계면은 일반적으로 고도 50 km 정도에 위치하는 것으로 알려져 있다. 성층권계면의 대기압은 해수면의 대기압의 약 1,000분의 1이다. 그리고 사람들이 타는 풍선기구의 최대 높이의 마지막이 이 지점인데 이 지점 조금 벗어나면 불이 꺼지게 되어 있다.

중간권(Mesosphere)

성층권계면과 고도 약 80 km의 중간권계면 사이의 층으로 성층권의 꼭대기인 성층권계면 위에 중간권(mesosphere)이 존재한다. 고도에 따라 기온이 감소하는 층을 중간권이라고 부른다. 중간권 전체 층에 걸쳐서 기온은 고도에 따라 감소하여 지구상에서 가장 낮은 온도가 중간권의 꼭대기에서 나타나게 된다. 중간권의 아래 경계는 성층권계면(stratopause)이며 위쪽 경계는 중간권계면(mesopause)이다. 중간권은 연구하기 쉽지 않기 때문에 대류권이나 성층권에 비해 알려진 바가 적다.

그 이유는 풍선(balloon)을 이용한 기상관측이나 비행기를 이용한 기상관측에서 관측을 위한 풍선이나 비행기가 중간권까지 도달할 수 없기 때문이다. 중간권 연구를 위해서는 사운딩 로켓(sounding rocket)에 측기를 탑재하여 관측을 시도하기도 하지만 직접 관측에는 많은 제약이 있다. 중간권 내에서는 유성이 나타나기도 하는데 이 유성이란 지구 외부로부터 운석이나 미립자가 대기 중에 돌입하여 밝은 빛을 내면서 불타는 것을 말한다. 운석의 일부 성분들은 중간권에 남아 오랜 시간 머물기도 하는데 이러한 이유로 중간권에서는 철이나 다른 금속 원자들의 공기 중 농도가 상대적으로 높다.

극지방 상층에서는 극 중간권 구름(polar mesospheric cloud)이 나타나기도 한다. 이 구름을 야광운(noctilucent cloud)이라고도 부른다. 중간권도 그 밑의 성층권과 마찬가지로 매우 건조하기 때문에 이러한 구름의 존재는 매우 특이한 현상이라고 할 수 있다. 중간권에서는 대류 현상이 나타나기 때문에 다양한 종류의 원자와 분자로 이루어진 기체들이 잘 혼합되어 있다.

중간권의 구조와 특징

- 기온이 고도에 따라 감소하여 고도 80 km의 기온은 -90℃ 정도이나 -130℃까지 내려가기도 한다. 중간권 계면의 기온이 낮은 이유는 파장 0.2~0.3 μm의 태양자외선 에너지가 중간권 대기에서 흡수되지 않기 때문이다.
- 기압은 50 km 고도에서 1 hPa 정도, 80 km 고도에서 0.01 hPa 정도이다.
- 중간권에서는 기상현상이라기보다는 대기현상이 가끔 발견된다.

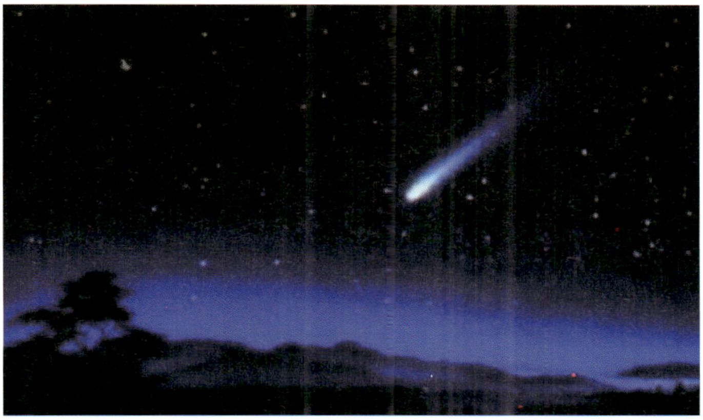

유성

- **유성(Meteor)** : 지구외부로부터 반경 10-2~10-1 cm 정도의 우주먼지라 부르는 미립자가 대기 중에 돌입하여 1~2초 동안 1등성 정도의 밝기로 빛을 내며 소산되는 현상이다. 완전히 타지 않고 지상에 떨어진 것은 운석이다. 유성의 소멸고도는 48 km와 70 km 부근에서 극대이다.
- **야광운(Noctilucent Clouds)** : 고위도 지방의 상공에 기온이 극소를 나타내는 고도인 74~92 km 중간권계면 부근에 여름철 일출 전 또는 일몰 후에 나타나는 털 모양의 은색구름이다. 야광운의 입자는 얼음의 얇은 막을 가진 유성먼지의 입자가 태양의 빛을 산란시켜 빛나는 것으로 추측되고 있다.

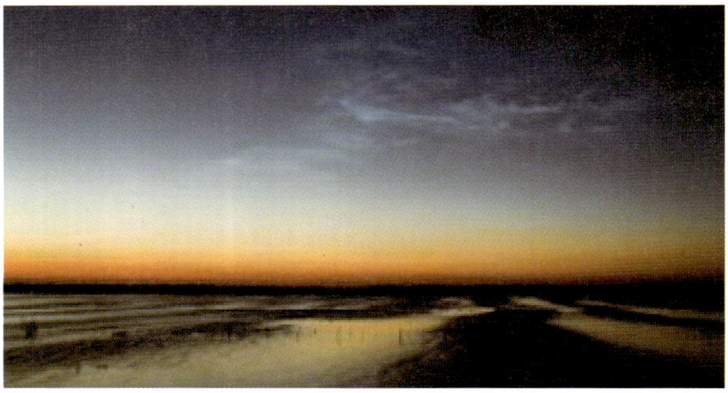

야광운

열권(Thermosphere)

열권은 지표면에서 대략 80 km에서 1,000 km 사이의 영역으로, 아래로는 중간권을 접하며 열권보다 높은 곳은 외기권이라 한다. 고도가 상승할수록 온도가 계속해서 증가한다. 이는 열권의 입자들이 태양 복사열을 흡수하기 때문인데, 이 때문에 일반적으로 고도 200 km 정도까지는 입자가 많으므로 급격한 상승이, 그리고 그 이후부터는 완만한 상승이 관찰된다.

이 권역에서는 입자들이 너무 희박해서 공기 분자들이 서로 충돌하는 일도 드물고, 희박한 중성 입자들이 태양의 자외선과 X선에 의해 이온화되는 전리층(Ionosphere)이 열권 하부에 존재한다. 전리층은 무선 통신에 핵심적인 층이며, 이 층이 없으면 무선 전파가 지구 밖으로 튕겨 나간다.

기상현상은 찾아보기 어렵지만 대략 고도 100 km 정도에서 메가 번개의 일종인 엘브스(Elves)가 관찰되며, 오로라가 100~250 km, 드물게 1,000 km 높이까지의 범위에서 나타난다. 초록색은 250 km 이하이므로 더 자주 관찰되지만, 적색은 250 km 이상이므로 더 드물게 보인다.

열권에 위치한 지상으로부터 고도 100 km 지점부터 우주로 정의한다. 즉, 이 경계선 아래는 대기이고 위는 우주인 셈. 이를 나누는 경계선의 이름은 '카르만 라인(Karman Line)'이라고 한다.

인간 활동의 경우 보통 300~500 km 고도에 ISS를 비롯한 인공위성 궤도가 존재한다. 또한 전하를 갖고 있는 열권의 입자들(이를 '전리층'이라 한다)은 전파를 반사시키기 때문에 단파방송 등 장거리 통신기술에도 활용되고 있다. HAARP라는 이름의 연구소가 바로 이 영역에 대한 연구를 수행 중이다.

열권의 경우 태양 활동의 변화에 극심하게 영향을 받는 지역인데, 심할 경우 그 온도가 2,000도까지 치솟기도 한다. 열권 계면의 정확한 위치 역시 대류권계면과 마찬가지로 크게 변동하기에 확신할 수는 없지만, 대략 500~1,000 km 정도를 열권 계면의 고도로 잡고 있는 상태이다. 산소가 많은 지역인데, 여기서부터는 원자들이 궤도 입자화하기 시작한다.

몇몇 자료에서는 열권의 온도가 100도~1,000도에 이르는 것으로 설명하는데, 이는 온도의 정의를 분자의 운동에너지(이동속도)로부터 계산하기 때문이며, 대기권의 최상층인 열권에서는 분자 수가 적기에 충돌 없이 빠르게 움직일 수 있기 때문이다. 물론 공기의 밀도가 매우 낮기 때문에 열권에 들어온 우주 비행사는 화상을 입지 않는다.

열권에는 공기가 거의 없기 때문에 태양의 직접적인 영향을 받아 고도가 높아질수록 온도가 높아지며 대체로 고도 약 200 km까지는 온도가 비교적 급격히 상승 하지만 그 위에서는 서서히 상승한다.

열권에서는 오로라가 발생하며 인공위성의 궤도로 이용된다. 중간권계면으로부터 수직 고도 690 km (430 miles)까지 도달한다. 대기권 중에서 가장 위쪽에 있으며 '상부 대기'라고도 한다. 열권은 대기의 밀도가 매우 희박하여 분자들 간의 충돌이 거의 발생하지 않지만, 산소와 질소 원자들이 태양복사 중 0.1 ㎛ 이하의 단파를 흡수하여 고도가 높아질수록 온도가 상승

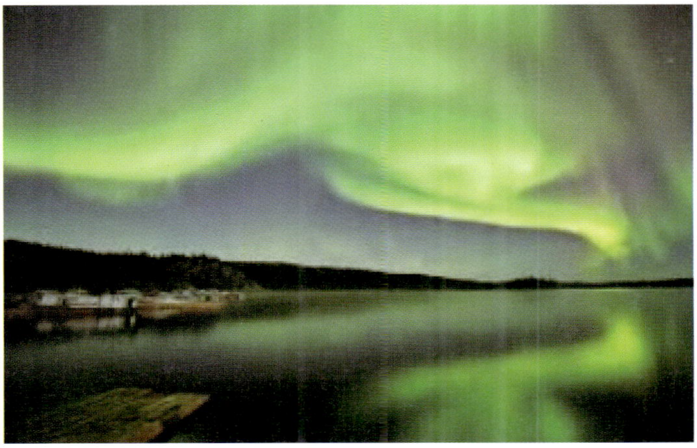

오로라

CHAPTER 02 항공기상

한다. 따라서 태양 활동에 따라 열권의 온도가 민감하게 변화하며 열권 내 온도는 분자의 운동에너지로 계산했을 때 500~2,000 K에 달하며 낮과 밤의 온도는 수백 도의 차이가 난다. 열권에는 오로라 현상이 발생한다.

오로라는 태양풍 속의 플라스마 입자가 지구의 자기장에 이끌려 지구 대기에 진입하면서 공기 분자들과 충돌하여 발생하는 에너지가 빛으로 전환되며 발생하는 현상이다. 오로라가 나타나는 시기와 모양에 따라 고도가 다르고, 상하의 범위도 200~250 km, 드물게 1,000 km에 달하는 경우가 있다. 100~250 km 사이에 산소 원자는 가장 일반적인 초록빛으로 빛나며, 250 km 이상의 고층에서는 주로 적색으로 빛난다. 적색 오로라는 초록색 오로라보다 높은 곳에서 만들어지므로 상대적으로 멀리서 관측된다. 오로라는 대기 상층부에서 일어나기 때문에 밤하늘이 구름에 가리면 볼 수 없다. 간단히 엷은 구름사이로 보일 뿐이다.

또한 열권은 태양과 가장 가깝기 때문에 강력한 태양풍에 직접적인 영향을 받아 원자가 전리화가 되어 전리층으로 불리기도 한다. 상부 중간권 및 하부 열권 사이에서 태양으로부터 받은 자외선과 X선으로 기체가 이온화된 자유전자들이 존재하는데, 이를 전리(ionosphere)층이라고도 불리며, D층, E층, F층이 있다 한다. 이 자유전자의 밀도는 전파를 충분히 흡수 및 반사하여 전파 진행에 영향을 줘 무선 원거리 통신을 가능하게 한다. 특히, 고도 약 90~130 km에 있는 E층은 중파(방송파)를 반사하며 그 위의 고도(150~300 km)에 있는 F층은 단파를 반사하는데 이 층들은 주간에 발달하고 야간에는 쇠약해지는 경향이 있다.

외기권(Exosphere)

외기권 또는 외권은 지구 대기권의 최외곽을 형성하는 대기층이다. 아래로는 열권을 접하고 있으며, 외기권 바깥은 우주 공간이다. 외기권은 대기권의 가장 바깥 부분 또는 꼭대기 부분이다. 아래로는 열권(thermosphere)과 접하고 있으며, 밖으로는 밴앨런대(Van Allen belt)와 접하고 있다. 외기권 바깥은 우주 공간이다. 지표면으로부터 500~1,000 km 정도의 높이에서 시작하여, 대략 10,000 km 정도까지를 외기권으로 간주한다.

외기권의 주된 기체는 수소와 헬륨이며, 외기권 하층에는 일부 원자 상태의 산소도 존재한다. 이 층에 극히 희박하게나마 대기가 존재하므로 인공위성이 약간의 마찰력을 받기는 하지만 궤도를 유지하면서 지구 주위를 선회할 수 있다.

사실상 우주 공간이 시작되는 구간이며, 외기권의 주된 기체는 수소와 헬륨이며, 외기권 바닥층에는 일부 원자 상태의 산소도 존재한다. 외기권을 나타내는 영어인 exosphere는 "바깥"을 뜻하는 그리스어인 exo로부터 유래했다. 이 층의 대기는 극히 희박하게나마 존재하기 때문에, 인공위성이 약간의 마찰력을 받기는 하지만 궤도를 유지하면서 지구 주위를 선회할 수 있다. 외기권이 끝나고 우주가 시작되는 정확한 높이는 완전히 정의되어 있지 않아 우주 공간과 동일하게 취급되는 경우가 많은데, 정확한 값을 정하는 것 역시 의미가 없다.

① 낮은 경계

외기권의 낮은 경계의 고도는 그 범위가 약 250 km에서 500 km로 태양의 활동에 따라 달라진다. 열권의 가장자리에서 외기권의 낮은 경계는 때때로 지구의 표면 위로 500 km에서 1,000 km로 측정된다.

외기권에서 분자의 평균 자유도는 1압력 규모의 높이와 같다. 압력 규모 높이는 거의 주된 구성 원자들의 밀도 규모 높이와 같고 Knudsen number는 평균자유도의 비율과 일반적인 밀도 변화 규모이기 때문에, 이것은 외기권이 놓인 지역 위치의 평균이다. 외기권의 높이에서 변화는 이것이 위성에 대기를 끌어다 주고 결국 궤도를 유지할 아무런 움직임이 없다면 궤도로부터 떨어지는 것을 유발하기 때문에 중요하다.

② 위쪽으로의 경계

외기권의 위쪽으로의 경계는 고도로부터 이론적으로 정의되고, 태양복사압의 영향은 지구의 중력적 당김에 의해 수소 원자의 속도를 초과한다. 지구 코로나로서 우주로부터 관찰할 수 있는 외기권은 지구의 표면으로부터 최소 60,000마일까지 확장되는 것으로 여겨진다. 외기권은 지구의 대기와 행성간 공간 사이의 유동적인 영역이다. 외기권의 위쪽으로의 경계는 때때로 10,000 km으로 추정된다.

4) 대기순환

지구를 감싸고 있는 대기의 순환 운동을 대기순환이라고 한다. 지구표면의 불균등한 가열이 대기의 평형을 깨고 공기 이동과 대기압의 변화를 일으킨다. 전 지구적 규모로 이루어지는 대기의 운동을 말하며 지구의 위도별 에너지 불균형에 의해 발생한다. 대기의 대순환은 전 지구상에서 공기의 평균 흐름이며, 주로 지표상의 열의 분포로 결정된다. 대기의 평균 흐름과

열 분포가 기후를 결정한다. 통상적으로 기후학과 관련해서 대기대순환에 관한 연구는 기상의 통계적 대표치와 상당히 관련되어 있다.

지구는 구형이므로 위도에 따라 에너지 흡수량이 달라진다. 그렇기에 저위도는 입사하는 태양 에너지의 양이 방출하는 지구 복사 에너지보다 많아서 에너지 과잉 현상이 나타나며 고위도는 입사하는 태양 복사에너지보다 방출하는 지구 복사 에너지의 양이 많아서 에너지 부족 현상이 나타난다. 이렇듯 저위도는 에너지 과잉, 고위도는 에너지 부족을 나타내는 현상을 위도별 에너지 불균형이라고 한다. 지구는 각각의 위도에 따라서 에너지 불균형 상태이다. 그러나 지구는 대기와 해수의 순환을 통하여 저위도의 과잉 에너지가 고위도의 부족한 에너지로 이동하여 전 지구적으로 에너지 평형이 이루어진다. 이로 인해 우리 지구의 연평균 기온이 일정하게 유지되는 것이다.

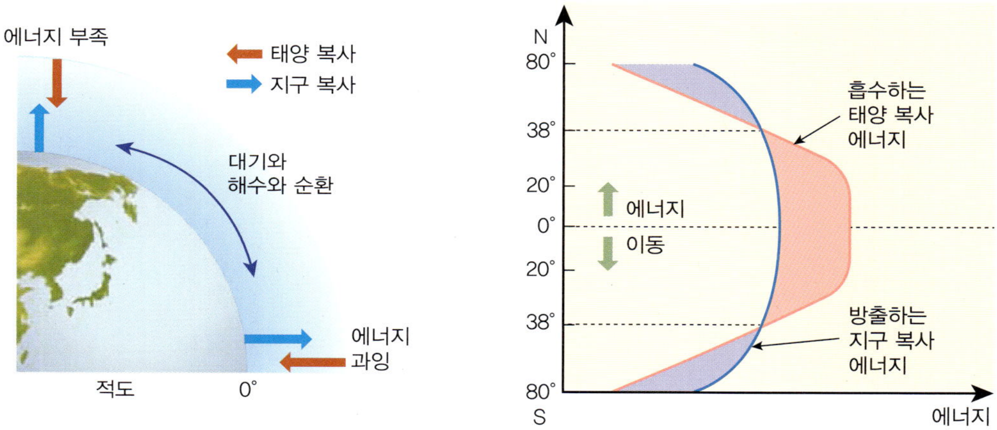

위도에 따른 에너지 불균형

① **대기 대순환, atmospheric general circulation**

지구 전체규모의 대기 대순환으로 가장 규모가 큰 대기의 흐름이다. 대기대순환이 생기는 이유는 위도에 따라 태양 복사 에너지 흡수량과 지구복사 에너지의 방출량이 다르기 때문이다. 다시 말하면 위도에 따른 에너지 불균형과 지구 자전의 영향으로 대기의 순환이 형성된다.

더운 공기는 밀도가 작아 상승하고, 차가운 공기는 밀도가 커 하강하여 열대류가 생긴다. 따라서 적도 지방의 가열된 공기와 극지방의 냉각된 공기와의 온도 차이에 의해 순환이 생긴다.

■ 해들리 순환

적도에서 가열된 공기가 상승하여 고위도로 이동하다가 위도 30°에서 하강하여 다시 적도로 되돌아오는 순환지표에서는 무역풍이 분다.

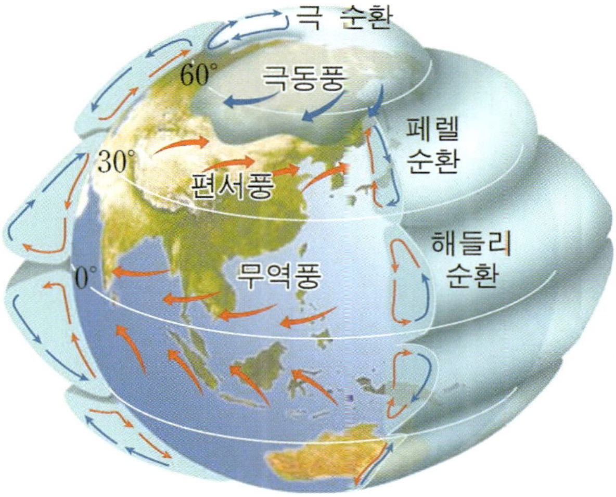

대기 대순환

■ 페렐 순환

위도 30°에서 하강한 공기가 고위도로 이동한 다음 위도 60°에서 상승하는 순환지표에서는 편서풍이 분다.

■ 극 순환

극에서 하강한 찬 공기가 저위도로 이동한 다음 위도 60°에서 상승하여 극으로 이동하는 순환지표에서는 극동풍이 분다.

대기 대순환에 의해서 기압대가 형성되는데 위도마다 나타나는 특징에 대하여 살펴보면

- **적도 부근 :** 상승 기류 발달 → 저압대 형성(적도 저압대) → 강수량이 많다.
- **위도 30° 부근 :** 하승 기류 발달 → 고압대 형성(아열대 고압대) → 증발량이 많다.
- **위도 60° 부근 :** 상승 기류 발달 → 한대 전선대 형성(아한대 저압대) → 강수량이 많다.

순환의 원동력은 위도 약 35°를 경계로 지구의 저위도에서는 태양복사에서 받는 열량이 지

구복사로 인한 발열량보다 크다. 반대로 고위도에서는 발열량이 흡열량보다 크다. 결국, 에너지 불균형이 대기 대순환의 원인이다.

5) 대기 기압

지표 위에 쌓여 있는 공기를 일컬어 대기라고 부르며, 지구 대기가 누르는 힘을 대기 압력이라 한다. 대기 압력은 줄여서 대기압이라고 한다.

물리학자 토리첼리는 1643년에 유리관과 수은을 사용하여 실험을 했다. 먼저 단면적이 12이고, 길이 1 m의 한쪽 끝이 막힌 유리관 안에 수은을 가득 채운다. 그리고 수은이 담긴 그릇 속에 수은을 채운 유리관을 거꾸로 세우면, 유리관 안의 수은 기둥은 그릇에 담겨 있는 수은의 표면으로부터 76의 높이를 항상 유지하게 된다.

수은주의 높이가 76이 되는 이유는 수은주의 무게가 그릇에 담긴 수은의 표면에 작용하는 대기의 압력과 균형을 이루기 때문이다. 이 실험으로 대기압(1기압)은 높이 76의 수은주 무게와 같다는 사실이 발견되었다.

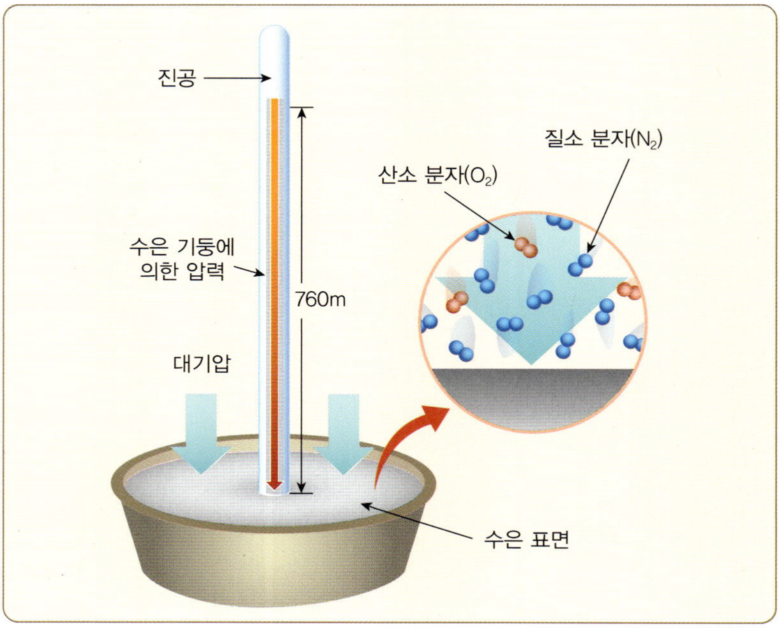

토리첼리의 대기압 측정원리

대기압은 기상요인에 영향을 받기 때문에 시간에 따라 달라진다. 같은 장소일지라도 시간에 따라 온도, 햇빛 등의 기상요인이 바뀌므로 대기상태가 다를 수 있다. 국지적으로 해안과 육지가 만나는 지점에서 육지의 비열이 바다보다 작기 때문에, 낮에는 육지의 온도가 더 높아 육지에서 상승기류가 발달하고 밤에는 육지의 온도가 더 낮아 바다에서 상승기류가 발달한다. 이런 시간적인 차이에 따라서 대기압은 다를 수 있다.

고도에 따른 대기압

대기는 지표면으로부터 수십 km의 높이까지 이르고 있는데, 대기의 50% 이상이 지표면으로부터 약 5.6 km 아래에 존재하고, 99%는 약 30 km 아래에 존재한다. 즉, 대부분의 공기 분자는 지구 중력에 의해 지표면 근처에 모여 있고 고도가 높아질수록 지구의 중력이 약해져서 공기의 밀도는 희박해진다는 뜻이다. 공기의 밀도가 희박해지면서 대기압은 고도에 따라 감소하게 된다.

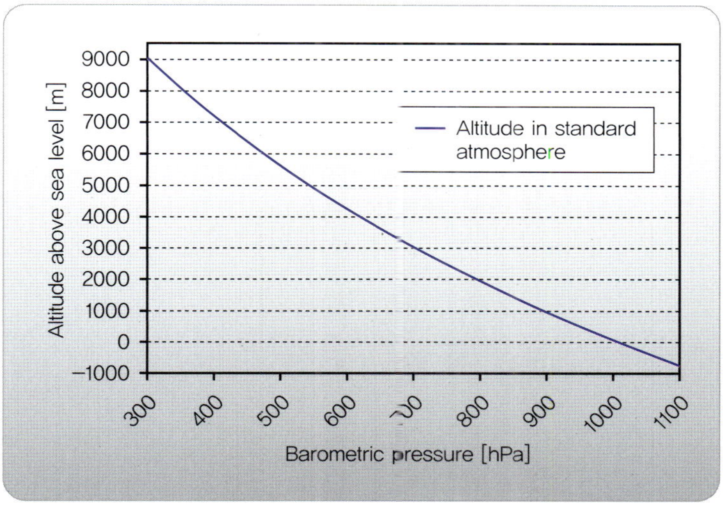

고도의 변화와 대기압

2 항공기상(aviation weather)

항공기의 안전, 효율적인 운항에 기여함을 목적으로 하는 기상의 한 분야이다. 항공기는 이륙 · 상승 · 순항 · 진입 · 착륙 등 모든 단계에서 기상과 밀접하게 관련된다. 이착륙단계에서는 시정(視程) · 운고(雲高) · 풍향 · 풍속 · 강수 · 기온 등이 항공에 미치는 영향 면에서 중요한 기상요소이다. 또한, 비행장과 비행장 주변의 이들 기상요소를 정확하게 관측하고 신속하게 통보해야 함은 물론, 이들 요소의 양적 예보도 해야 한다.

항공기는 이륙에서 착륙까지 비행 중에 뇌우 · 난류 · 착빙 등에 의하여 비행에 많은 장애를 받는다. 그러므로 항공기 운항에 심각한 장애가 되는 이들 악천후를 탐지하고 예보하여 항공기에 통보하는 것은 운항의 안전을 위해 매우 중요하다.

순항단계에서는 항공로 상의 바람과 기온이 비행시간에 절대적인 영향을 주므로, 원거리 비행을 할 경우에는 광범위한 지역의 바람과 기온의 예보가 필요하다. 바람의 예보에 관련해서 제트기류(氣流)의 관측과 예보는 매우 중요한 몫을 차지한다. 또, 항공기는 이륙에서 착륙까지의 비행 중에 뇌우 · 난류 · 착빙(着氷) 등에 의하여 비행에 장애를 받을 뿐 아니라 최악의 경우에는 추락하기도 한다. 항공기 운항에 심각한 장애가 되는 이들 악천후를 탐지하고 예보하여 항공기에 통보하는 것은 운항의 안전을 위해 중요한 일이다.

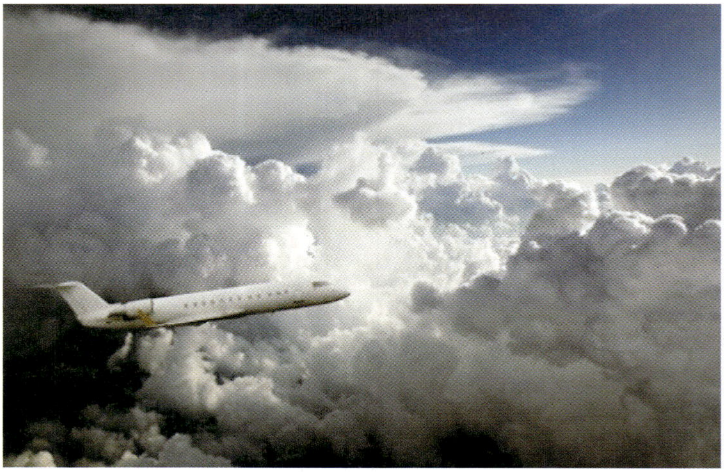

항공기상

위에 언급한 것 중에는 일반 기상업무를 수행하며, 필수적으로 포함되는 사항도 있으나 항공기에 미치는 영향이 심각하므로, 항공기상의 관점에서는 연구 대상으로 대두된다. 예를 들면, 비 시정이나 하층 바람의 연직시어(vertical wind shear)는 항공기 운항에 영향이 커서 그 통보가 절실히 요망되고 있으나 관측 방법부터 연구해야 하는 문제 중의 하나이다. 또, 난류처럼 소규모 현상은 일반 기상 관측망으로는 탐지되지 않으므로 조종사의 협력 없이는 그 실태의 파악이 곤란한 것도 있다.

1) 기상요소(meteorological element)

기상(meteorological phenomena)은 비, 눈, 안개, 황사, 무지개, 오로라 등 대기 중에 나타나는 제반 현상을 말하고, 기후(climate)는 장기간의 평균된 기상 상태를 의미한다.

기상을 표현하는 개념이 기상요소(meteorological element)이다. 기상학에서는 흔히 강수량, 온도, 기압, 바람, 습도, 운량 등 수많은 기상요소를 이용한다. 중요한 기상요소는 바람, 온도, 기압 그리고 습도이다.

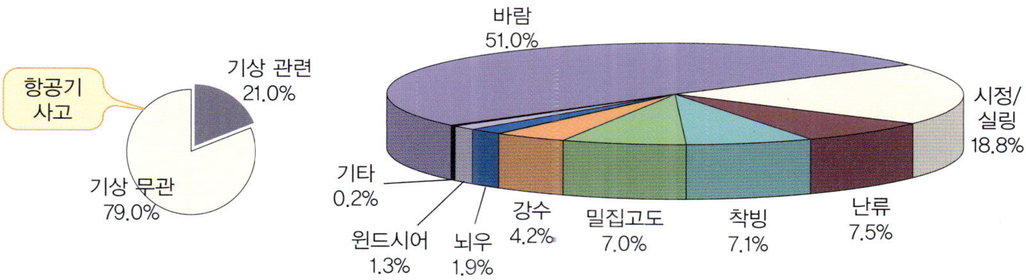

미국 연방교통안전위원회(NTSB)

기상 상황별 항공기 안전사고

① 온도

일반적으로 기온이라고 함은 지상 1.5 m 높이의 대기온도를 의미한다. 그러나 해상의 기온은 선박 위에서 측정함으로 해면상 약 10 m의 높이의 대기온도에 해당한다. 기온은 기압, 바람 등과 함께 대단히 중요한 기상요소로서 기온이 상승하거나 하강하면 다른 기상요소도 변화하여 기상현상을 일으킨다. 우리 눈에 보이지는 않지만, 공기에도 온도가 있다. 공기의 온도를 보고 기온이라고 하는데, 기온이 높아지면 따뜻해지거나 더워지고, 기온이 낮아지면 시원해지거나 추워진다. 정확한 기온을 측정하기 위해서는 온도계를 사용한다.

기온은 끊임없이 변화하기 때문에, 일기 예보에서는 하루 중 가장 높은 온도인 '최고 기온'과 가장 낮은 기온인 '최저 기온'을 함께 알려준다.

■ 온도변화에 따른 신체생리학적 변화

인체가 저온에 노출이 되면 몇 가지의 단계적 생리반응이 초래된다. 첫째, 외부의 낮은 온도로 인한 열손실을 막고 신체의 주요기관에 산소공급을 원활하게 하기 위해 피부혈관수축이 일어난다. 저온상태가 지속되면 겉 표면에 열을 전달하기 위해서 신체온도는 떨어진다. 따라서 신체 내의 열을 발생시키기 위해서 근육 수축, 오한, 심박동수 증가, 호흡 속도증가 등이 일어나며, 차가운 공기의 흡입을 통해서 기관지 수축이 일어난다. 몸이 차가워지는 속도는 차가운 물속에 들어갔을 때는 몇 분 안에 일어나지만, 일반적인 경우에 발생하는 저온에 의한 체온감소는 몇 주가 걸릴 수도 있다.

고온에 노출되면 신체 표면의 혈액순환이 활발해지고, 반사, 전달, 발한으로 신체의 냉각속도를 높여준다. 혈액순환을 활발하게 하는 과정에서 심장에 무리가 가고 이로 인하여 심장 박동, 혈관 내의 부피 등이 증가하고, 신장과 내장의 혈관수축이 지속적으로 발생한다. 게다가, 고온이나 극단적인 열에 만성적으로 노출이 되면 온도균형을 유지하는 능력을 잃어서 사망으로까지 이르게 된다. 고온에 대한 신체의 반응은 저온보다 훨씬 더 빨리 나타나므로 고온이 사망에 미치는 영향은 당일 혹은 그 다음날이 최고로 높으며 시간에 지남에 따라 점차 줄어든다.

② 기압

기압은 지구상에서 대기의 무게 때문에 생기는 압력을 뜻하며, 대기압이라고도 한다. 좀 더 넓은 의미로는 지구 이외의 다른 행성이 공기층을 가지고 있을 때, 그 공기층의 무게 때문에 생기는 압력을 그 행성의 기압이라고도 한다.

기압이 낮은 곳은 그 위치에서 수직으로 볼 때 쌓여 있는 공기층의 무게가 적고, 기압이 높은 곳은 반대로 그 위치에서 쌓여 있는 공기층의 무게가 많다. 같은 이유로 지표면에서 고도가 높아질수록 그 지점에 쌓여 있는 공기층의 무게가 줄어들기 때문에 기압은 낮아진다. 평균적으로 해수면에서 1 cm^2 넓이에서 수직으로 쌓여 있는 공기층의 질량은 약 1.03 kg이고, 무게로는 10.1 N이다. 따라서 이 넓이에 미치는 압력, 즉 기압은 약 10.1 N/cm^2 또는 101,000 N/m^2이다.

■ 고도에 따른 기압변화

해면, 즉 표고 0 m의 기압은 보통 1기압(1기압 = 1,013 hp : 헥토파스칼) 내외인데, 그것은 1,500 m 높이에서는 85% 정도로, 3,000 m에서는 70% 정도로 줄어든다. 따라서 공기 중 산소의 양도 같은 비율로 줄어들기 때문에 8,848 m인 세계 최고봉인 에베레스트 정상의 경우 산소의 양은 평지의 3분의 1 수준이다. 이 때문에 높이 올라가면 두통이나 권태감, 무력감이 있고 고산지에서 밥을 할 경우 섭씨 100도 이하에서 물이 끓어 밥이 설익게 된다.

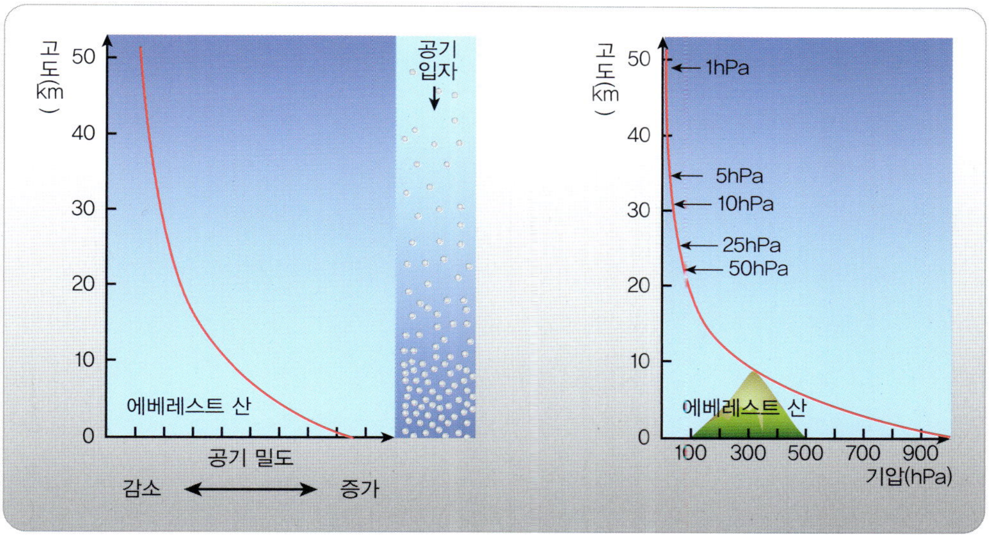

고도에 따른 기압변화

■ 기압변화에 따른 신체생리학적 변화

기압은 2,400미터 높이의 산꼭대기와 비슷하다. 습도는 세계에서 가장 건조한 사막보다도 낮고 기내에 유입되는 공기는 섭씨 10도 정도로 냉각돼 있다. 습도가 20% 이하로 건조하기 때문에 점액이 말라 감염이 되기 쉬운 상태가 된다. 기내에서 겪는 신체 변화 중 가장 공통적으로 느끼는 변화가 귀 통증이다.

이 착륙 시 귓속 압력이 급격히 떨어지면서 고막의 압력을 조절하는 유스타키오관이 바로 이 압력이 떨어지는 속도를 쫓아가지 못해서 귀에 불편함을 느끼게 된다. 이 착륙 시 귀가 멍해지고, 아파오는 불편한 증상을 '항공성 중이염'이라고 부른다. 이때에는 물을 마셔주어 유스타키오관 주변의 근육을 움직이게 하는 것이 효과적이다.

치아에 충치구멍이 있다면 기압이 떨어지면서 심각한 치통을 느낄 수 있다. 기압이 떨어지면 압력차를 없애기 위해 충치 구멍 안 공기가 확장되면서 통증이 나타나게 된다.

기압이 떨어지면 복부에 차 있는 공기가 압력을 유지하기 위해 팽창하면서 속이 불편함을 느낀다. 비행기를 타기 전에 급하게 식사를 했다거나 기내에서 튀긴 음식, 탄산음료를 많이 섭취해도 이런 불편함을 느낄 수 있다.

장거리 비행 중 가장 흔하게 나타나는 현상 중 또 다른 하나는 '변비'이다. 기압이 떨어지면서 복부에 차 있는 공기가 압력을 유지하기 위해 팽창하고, 이 과정에서 속이 불편해지는 경험을 하게 된다. 특히 오랜 시간 비좁은 비행기 안에 앉아서 가는 경우, 신진대사와 소화기능 모두가 낮아지기 때문에 변비가 자주 발생하는데, 기내 변비의 해결책 또한 수분 섭취이다. 물을 자주 섭취하고, 기내가 안정적일 때 틈틈이 작은 스트레칭으로 몸을 움직여주어 정상적인 배변활동이 가능하도록 유도해야 한다.

비행 전에 맛있게 먹던 스낵을 비행기 안에서 먹으면 맛없다는 생각이 들 때가 있다. 이는 비행을 하는 동안 혀의 미뢰 감각이 둔해지기 때문이다.

기내가 건조한 만큼 피부도 건조해질 수밖에 없다. 건선이나 습진이 있다면 상태가 악화될 수 있다. 피부질환이 있는 사람이라면 로션이나 연고를 충분히 발라 건조함을 예방해야 한다. 비행 내내 창문을 올린 상태로 둔다면 자외선이 피부 손상을 일으킬 수 있으므로 자외선차단제도 수시로 발라주어야 한다.

기내에서 경험하는 또 다른 불편함 중에 하나는 '다리부종'이다. 비행기 안에 오랜 시간 앉아서 가다 보면 몸과 특히 다리, 발목 쪽이 많이 붓는데 발목부음증이나 심부정맥혈전증은 기압의 변화, 즉 비행기 내의 낮은 압력 때문에 발생하게 된다. 낮은 기압은 우리의 몸을 부풀게 하며, 기압 변화로 인해 신체가 압박을 받으면 혈액순환이 나빠진다. 또한 중력으로 인해 신체의 수분이 다리 쪽으로 쏠리기 때문이다. 비행기 안 습도는 20% 이하로 건조한 편이다. 특히 3시간 정도 비행 시 몸에서 1.5 L의 수분이 빠져나가는 것과 같다. 따라서 코 인두도 건조해지는데, 이로 인해 후각도 떨어지고, 궁극적으로 미각도 감퇴한다. 코를 막고 음식 먹을 때를 생각해보면 된다.

기내의 낮은 기압은 승객의 혈액에 함유된 산소의 양을 6~25%까지 떨어뜨릴 수 있다.

그러나 상대적으로 완만한 수준의 저산소증이라도 인간이 명백하게 사고하는 능력에 영향을 끼칠 수 있다는 몇몇 연구가 존재한다. 기내 기압이 1만 2,500피트 상공의 기압보다 낮을 경우 여객기 조종사에게 산소마스크를 쓸 것을 요구하는 항공 규제는 바로 이 때문에 있는 것이다.

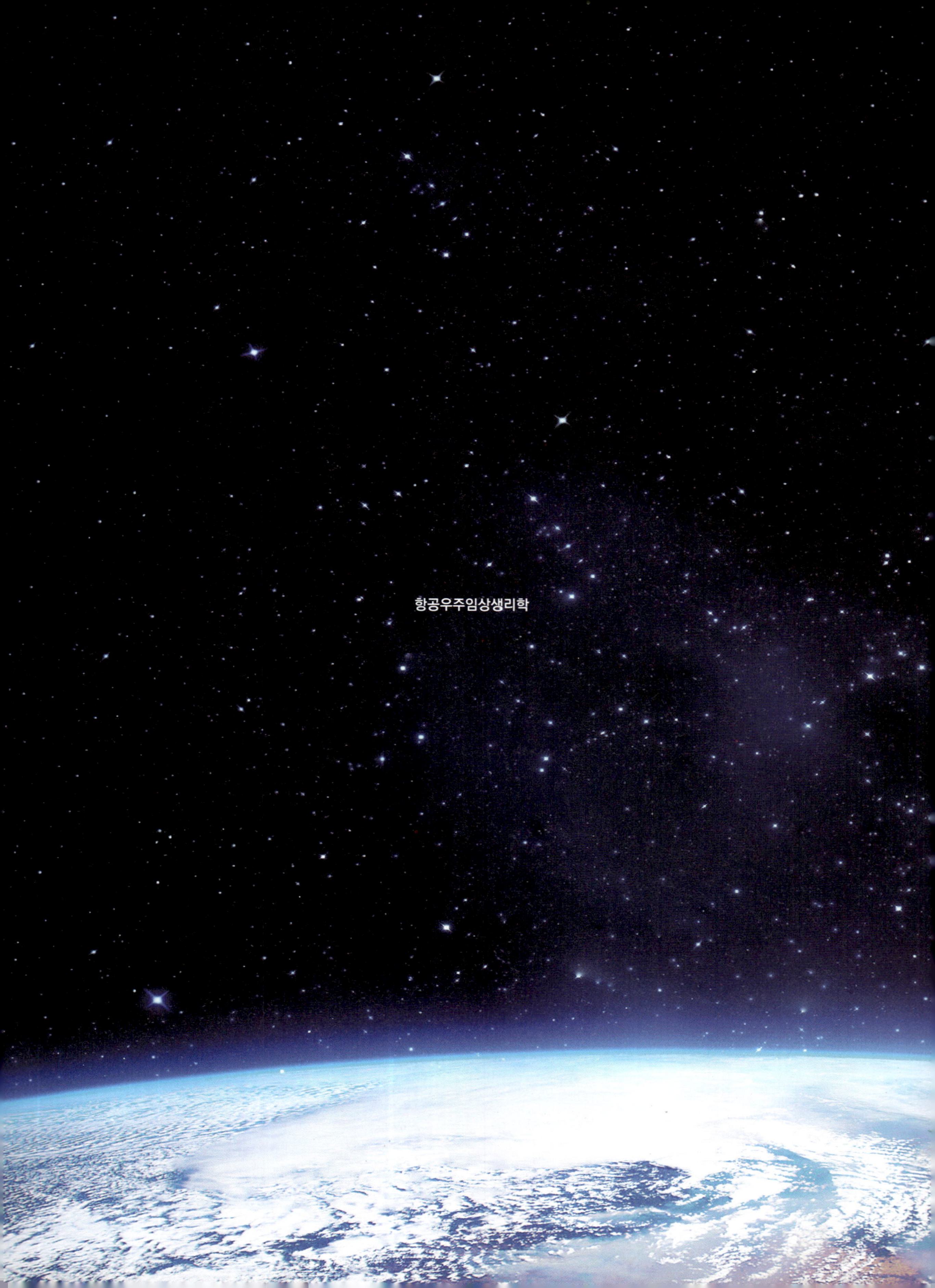
항공우주임상생리학

CHAPTER 03

항공임상생리학

1. 항공우주의학(aeroastromedicinea)이란?
2. 고공 환경이란?
3. 고공 환경의 특성
4. 고공 환경에서의 신체적 변화

CHAPTER

03 항공임상생리학

1 항공우주의학(aeroastromedicinea)이란?

항공우주의학은 비정상적인 환경인 고공과 우주에서 정상인이 효과적으로 건강을 유지할 수 있는 방법을 연구하는 학문이라 설명할 수 있다. 정상적 환경인 지상에서 비정상적 환자를 대상으로 하는 일반 의학과는 다소 차이가 있다.

항공우주의학이란 항공우주의학 관련분야의 과학적 전문 지식과 훈련, 그리고 연구 활동 등 학제적 접근을 통하여 고공과 우주공간에서 활동하고 있는 사람들의 심신의 안녕 상태, 건강, 안전 및 능률을 유지하고 증진시키기 위한 학문이라고 정의한다. 우리나라에서는 생소한 의학 분야이지만 예방 의학의 한 전문분과이며 고공과 우주라는 특수한 환경에서 생활하는 정상인의 생리 활동을 증진시키는 대책을 주로 연구한다.

최근 보고에 의하면 매년 20억 명 이상의 인구가 항공여행을 하고 있으며 시간이 지날수록 그 수는 계속 증가할 것으로 예상하고 있다. 항공 여행객의 증가와 군에서 조종사의 중요성을 고려할 때 항공우주의학의 필요성은 점차 증대되고 있다.

2 고공 환경이란?

고공 환경(high sky environment)은 간단하게 말하면 고도가 높은 환경이라 말할 수 있다.

고공환경은 정상영역과 장애영역 두 가지 영역으로 나눌 수 있으며, 정상영역은 지표면에서 10,000피트(3.05 km)까지의 고도이며 인체의 생리적 기능이 정상적으로 유지가 되며 높아질수록 중이통, 현기증, 도통, 부비강통, 메스꺼움이 유발되는 환경이다. 장애영역은 고도 10,000~50,000 피트이며, 저산소증, 체강통, 감압증이 유발되는 환경이다.

인간의 신체기능은 해수면으로부터의 미세한 대기 변화에는 별 영향을 받지 않지만, 고공이나 해수면 아래에서는 기능장애를 일으키며, 고도에 따라서는 치명적인 영향을 받게 된다.

대기는 주로 질소(N_2)와 산소(O_2)로 조성되며, 대기를 조성하고 있는 가스의 대부분은 질소(N_2)와 산소(O_2)이다. 그 외의 가스는 소량으로 항공우주의학(항공우주생리학) 분야에서는 주로 질소(N_2)와 산소(O_2)를 중요시하여 연구를 진행하였다.

대기 가스는 질소(N_2)가 78%, 산소(O_2)가 21%를 차지하며, 나머지 가스들의 총합은 1% 미만이다. 이러한 대기가스의 조성 비율은 해수면부터 110 km 고도까지 일정하게 분포되어 있다.

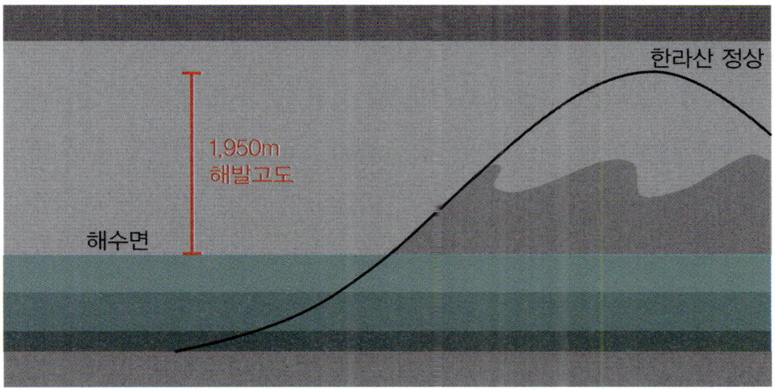

해수면이 기준이 되는 높이

대기권은 특성 및 고도에 따라 대류권, 성층권, 전리권, 외기권으로 구분한다. 항공기 비행은 주로 대류권과 성층권에서 이루어진다. 대류권은 지표와 인접해 있는 층으로서 약 10.7 km까지의 층을 말한다. 대류권 내에서는 고도가 300 m 상승할 때마다 기온이 2℃씩 저하하는데 이러한 현상은 대류권 최상고도까지 적용된다.

3 고공 환경의 특성

① 압력의 변화

지상에서 고공으로 이동할수록 중력은 대기를 지표로 잡아당기고 태양복사선은 공기입자의 운동에너지를 증가시켜 우주공간으로 확산시킨다. 이 두 가지 힘의 균형에 의하여 고공으로 갈수록 기압은 지수 함수적으로 감소한다. 또한 보일(Boyle)의 법칙에 의하여 온도가 일정할 때 기체의 부피는 압력에 반비례한다.

즉, 압력이 감소되면 기체의 부피는 증가하고 압력이 증가되면 기체의 부피가 감소되는데 고공 2.4 km 상공에서 장내 가스는 25%까지 팽창한다.

인체의 위장계통, 중이, 부비강 및 호흡기 계통 등에는 정상적으로 가스가 존재한다. 이러한 가스가 외부의 기압변화에 의하여 부피가 변할 수 있고, 인체는 이로 인하여 여러 가지 증상을 보인다.

② 저압 환경

고공으로 올라갈수록 산소 분압은 떨어지고 2.4 km 상공에서는 산소분압이 해수면의 75% 수준으로 낮아져 경미한 저산소증 증상이 나타나고 정신적 업무의 수행에 일부 장애가 나타나기 시작한다. 또한 15 km 상공에서는 산소분압이 해수면의 10%로 낮아지게 된다. 이를 보상하기 위해 5.4 km에서는 호흡량이 해수면보다 20~50% 증가하는 현상이 나타난다.

저산소증에 대한 심박동수는 증가하여 6 km에서는 해수면보다 20~25% 증가한다. 단기기억과 장기기억 능력도 영향을 받는데 4.5 km에서 해수면에 비하여 약 25%가 감소하게 된다. 따라서 민항기의 경우 실제 비행 고도는 12 km 이하이나 기내 환경을 1.8~2.4 km로 가압하여 비행을 하고 있다.

30,000 피트(약 9 km) 이상 고공에서 비행업무에 종사하는 사람에게 가장 큰 문제는 산소부족으로 의식을 잃게 되는 것이다. 또 비교적 고도가 높지 않는 경우에도 산소부족으로 판단력 장애, 행동장애, 권태감이 일어날 수 있다. 고공성 폐수종이 생기기도 하는데 어른보다 아이들에게 많이 일어나고 고공에 순화된 사람이 해면에 돌아온 때에도 흔히 일어난다. 진행성 기침과 호흡곤란이 나타나고 폐동맥 혈압이 상승하다 산소공급과 해면으로의 귀환으로 급속히 소실된다. 이 증세는 반복해서 발병하는 경향이 있다.

4 고공 환경에서의 신체적 변화

기술이 발달하면서 인간은 고공환경, 수중환경, 우주 공간 등의 복잡한 기술적 환경에서 생명을 유지하기 위하여 부단히 노력하고 있다. 최근 들어 우주 공간에 관심이 많아지면서 이에 따라 우주 비행에 대한 관심이 높아지고 있다.

인류가 지구상에서 일상생활을 하는 데는 중력이라는 요소의 영향을 받고 있다. 지구상에서 생활하는 중에도 인간은 다양한 중력 변화에 노출된다. 그러나 우주라는 환경은 지구에서 생활하는 것과는 다른 요인들에 의해 조성된 비정상적인 환경이다. 우주 의학적인 관점에서 볼 때 제일 중요하게 부각되는 것은 무중력 환경이다. 이러한 무중력 환경은 단기간 또는 장기간 노출에 따라 인체의 전 기관에 부적절한 영향을 준다.

1) 고공 환경에서의 골격, 근육 & 뇌

① 고공 환경에서 골격 변화

골격은 사람의 뼈, 연골, 인대로 구성되어 있다. 몸의 형태나 크기를 결정하는 가장 중요한 요소이다. 체격 또는 자세를 지탱하며, 운동의 토대가 되고, 내장의 모든 기관을 보호하는 역할을 한다. 척추동물에서는 기본적으로 골격에 공통점이 있는데, 두골과 척추가 중심을 이루며, 거기에 팔, 다리뼈가 이어진다. 동물의 종류에 따라서 골격의 형상이나 수량 등에는 차이가 있다.

인간의 골격계는 지구 중력에 의존적인 시스템이며, 중력의 영향을 받는다.

골격계는 조골화 세포와 파골화 세포에 의하여 균형을 유지한다. 그러나 무중력 상태에서는 기계적인 부하가 없어져 파골화 세포의 작용이 우세해짐으로써 뼈의 재흡수가 일어나게 된다. 이렇게 우주 비행의 무중력 상태에서는 골격계의 칼슘과 인은 소변과 대변으로 과도하게 배출되어 골밀도가 평균적으로 한 달에 1~2%씩 감소한다. 골반과 척추같이 체위 유지를 담당하는 뼈는 특히 민감한 영향을 받는다.

이러한 골 소실은 체중 부하가 많은 척추나 하지 골격 부위에 흔히 일어나고 두개골은 영향을 받지 않는다. 골손실에 대한 대응책은 식이와 운동만이 이러한 골격계의 소실을 부분적으로 예방한다고 알려져 있다. 런닝 머신이나 자전거를 이용하여 장시간 인내력이 요구되는 운동보다는 짧은 기간에 강도가 높은 운동을 하는 것이 효율적이라 알려져 있다.

Leblanc 등은 러시아 미르호 우주 비행사 18명을 대상으로 이중 에너지 방사선 흡수법을 이용하여 골밀도를 측정하였다. 척추뼈, 엉덩이뼈, 정강뼈에 대하여 비행 전과 후 골밀도를 측정하였는데 척추나 팔에 비하여 무게를 지지하는 하지 골격계에서 더 많은 골밀도 감소 나타났다. 특히 대퇴의 돌기뼈에서는 골밀도가 한 달에 1.5% 감소하여 가장 많은 감소가 일어났다. 2004년 국제우주정거장(ISS) 14명의 우주 비행사를 대상으로 골밀도 감소를 조사한 연구에서는 척추뼈인 경우 한 달에 0.9~1% 감소하였고, 엉덩이뼈는 1.2~1.5% 감소하였다. 특히 대퇴뼈의 근위부에서 골밀도가 2.5~2.7% 감소하여 가장 많은 감소가 나타났다.

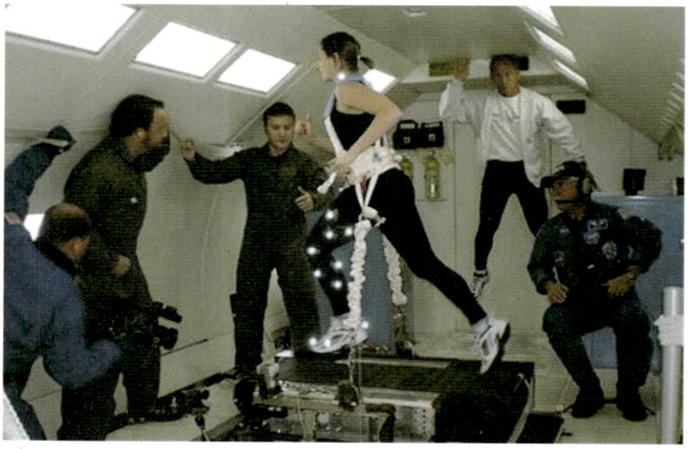

무중력

우주비행사는 우주로 올라갈 때 자기 몸무게의 몇 배에 달하는 힘을 받는다. 말 그대로 중력을 거슬러 올라가야만 대기권 바깥으로 도착할 수 있다. 따라서 아무리 고도의 중력훈련을 받은 우주비행사가 우주에서 기절하는 것도 이 때문이다. 하지만 우주에 도착하더라도 우주비행사는 무중력상태에 노출된다. 이때 우주비행사는 척추가 늘어나는 경험을 하게 되는데, 등 근육에 부담이 걸리므로 매우 고통스러워진다.

하지만 중력의 영향을 받지 않음으로 시간이 지나면 허리 통증은 자연스레 사라진다.

그리고 우주비행사들은 우주에 갈 때마다 키가 평균적으로 3~7 cm가 자란다. 무중력상태인 우주에서는 척추 사이에 연골이 조금씩 늘어나기 때문이다.

실제로 국내 최초 우주비행사인 이소연 씨는 우주정거장 생활 하루 만에 키가 3 cm 자랐다고 알려져 있다. 이뿐만이 아니다. 우주에서 허리둘레는 약 6~10 cm 정도 줄어들고 다리도 가늘어진다. 우주에서는 혈액이 심장과 머리로 몰려 그만큼 허리와 다리 부피가 작아지기 때문이다. 반면 혈액이 머리로 이동함에 따라 얼굴은 평상시보다 훨씬 부풀어 오른다.

② 고공 환경에서 근육 변화

심장근육과 내장 근육은 수축을 조절할 수 없는 불수의근으로, 심장이 수축하여 혈액을 순환하도록 하고 소화기관이 연동운동을 통해 음식물을 이동하도록 하는 등의 생명활동에 꼭 필요한 근육이다. 골격근육은 수의근으로 안구를 움직이고 허벅지 근육을 수축하는 등 몸을 미세하게 조절하고 움직이도록 하는 역할을 한다. 근육은 탄수화물과 지방을 태워 힘을 만들어 내지만, 빠르게 수축하는 무산소 반응을 이용해 힘을 얻기도 한다. 우주에서 1년을 머문다면 뼈와 근육의 12%가 늙는 셈이다. 무중력상태에서의 근육 이완, 운동 부족 등이 노화를 불러오는 원인이다.

고공환경, 즉 우주 비행이 근육계에 미치는 영향은 동물과 인간 모두에서 근육의 위축, 근섬유의 변환 및 근섬유의 손상 등이다. 우주 비행을 하는 동안 인체는 근육의 질량과 근 긴장도 둘 다 감소하게 된다. 중력이 있는 지구 환경에서 체위 유지에 중요한 역할을 하던 근육들이 무중력 상태에서 주된 영향을 받아 우주 비행 후에는 근육 질량이 감소하는데 우주 비행이 더 길어질 경우 더 감소된다. 이러한 근육의 감소는 단백질 합성의 감소와 단백질 분해 속도의 증가에 기인한다.

Fitts 등은 우주 비행을 오랜 시간 할 경우 신체 근육에 있어서 느린 섬유와 빠른 섬유의 구조적 기능적 변화에 대하여 실험을 하였다. 우주 비행사들의 장딴지 근육과 가자미 근육을 우주 비행 45일 전과 우주 비행 직후 생검을 통하여 비교하였다.

생검 결과 지속적인 무중력 상태에서 근 섬유의 질량, 근력의 감소를 확인하였고 가자미 근의 느린 섬유, 가자미 근육의 빠른 섬유, 장딴지 근육의 느린 섬유, 장딴지 근육의 빠른 섬유 순으로 영향을 받았다. 구조적인 변화를 살펴본다면 가자미 근육의 느린 섬유에서 평균 20%의 섬유 위축이 발생하였고 근력 또한 35%나 감소하였다.

근소실과 관련한 연구에서 지상에서 등장성 및 등속성 운동을 통해 골격근의 기능 소실을 예방하는 효과가 있다는 연구 보고가 있다. 등장성 운동은 웨이트 트레이닝에서, 근육의 전체 길이가 변화하면서 장력이 발생하는 운동 형태. 바벨, 덤벨, 기계 또는 고무줄 따위를 사용하여 정해진 강도의 저항을 이용하는 근력 운동을 말하고, 등속성 운동은 근육의 길이가 짧아지면서 발생하는 힘(장력)이 자신이 가지고 있는 관절가동범위의 전역에 동일하게 발휘되는 특성이 있다.

인공중력은 근육의 질량을 유지하는 것으로 여러 관찰을 통하여 밝혀져 있으며 또한 무중력에 의하여 발생되는 근육의 구조적, 기능적 소실을 예방하는데 유용할 것으로 학자들은 믿고 있다. 앞으로 근육이 위축되는 것을 예방하기 위해 인공 중력을 적용한 많은 연구가 필요하다.

몇 달 이상 우주에 머물면 척추를 보호해주는 근육이 약해지며 시간이 지나도 잘 회복되지 않는다는 연구결과가 나왔다. 미국 샌디에이고 캘리포니아 주립대학 더글러스 창 교수팀은 국제우주정거장(ISS)에 4~7개월간 머물고 돌아온 미국 항공우주국(NASA) 우주인 6명을 상대로 조사한 결과 이같이 나타났다고 밝혔다.

우주에서 장기간 체류하는 우주비행사는 분명히 체지방이 어느 정도 있을 텐데도 근육이 빠지고 골다공증이 온다. 근육은 뼈와 마찬가지로 우리가 움직일 때 드는 힘이 얼마나 필요한지에 따라 커지거나 작아진다는 말이다. 중력이 없는 우주에서는 움직일 때 힘이 들지 않으니 근육의 입장에서는 힘이 필요 없다고 생각하고 크기가 줄어든다. 우리 몸은 극단적으로 효율을 추구하는데, 근육은 유지하는 것만으로도 에너지가 많이 든다. 반면 지구에서는 몸무게만큼의 중량을 지탱할 근육에 힘이 필요하다.

최근 사이언스데일리닷컴 등에 따르면 연구팀이 우주여행 전과 후에 자기공명영상촬영장치(MRI)로 촬영한 결과 이들 우주인의 척추 근육이 평균 19% 줄어든 것으로 나타났다. 지구 귀환 후 1~2개월 있다가 다시 측정해도 감소한 양의 3분의 2 정도만 회복됐다. 연구팀에 따르면 우주인 70%가 우주 체류 며칠 째부터 허리에 불편함을 느끼며, 지구 귀환 후엔 절반 정도가 심한 통증을 겪고 추간판(디스크) 탈출증이 일반인보다 4배나 높다는 연구결과를 발표하였다.

③ 고공환경에서 뇌의 변화

사람의 뇌는 인간의 중추신경계의 주요기관이다. 머리 부분에 위치하고 있으며, 두개골로 보호되어 있다. 다른 포유류의 일반적인 뇌 구조와 같은 구조를 가지고 있으나, 대뇌피질이 상대적으로 더 발달된 것이 특징이다.

신생아의 뇌 무게는 400 g 정도이지만 태어나서 3살까지, 4~7살까지, 그리고 10살 직후까지의 3단계를 거쳐 발달하며 20살 정도에서 완성된다. 완성된 성인의 뇌 무게는 남자가 1,400 g, 여자가 1,250 g 정도이다.

뇌의 무게는 키와 거의 비례하지만 지능이나 성격에는 직접적인 관계가 없다. 또, 몸무게에 대한 뇌 무게의 비(比)도, 대뇌반구의 표면에 있는 주름이 많고 적음도 지능이나 성격의 기준이 되지 못한다.

우주비행사들은 광활한 우주를 본뒤 지구로 오면서 시력 변화를 겪는 경우가 있다. 지구에서 화성까지의 왕복 여행은 1년 반이 걸리는데 이 기간 우주 방사선에 그대로 노출된다. 우주

방사선은 눈에 보이지 않기에 측정을 통해서만 알 수 있다. 우주 방사선에 장시간 노출되면 암에 걸릴 확률도 높아진다. 또한, 뇌, 심장 등 주요 장기와 중추신경계에도 악영향을 줄 수도 있으며, 우주비행사의 약 60%가 뇌 변형 이상을 겪고 있는 것으로 조사됐다. 결국 우주탐사선에 의해 유인 탐사 계획 등 우주를 향한 인류의 꿈에 차질이 생길 수도 있다.

공군 전투기 조종사라면 2년 한번씩 '비행환경적응' 훈련이라는 과정을 거쳐야 한다.

훈련 중에서 고공비행시 오는 '저산소증' 체험하는 '고공저압환경' 훈련이라는 것이 있다. 저산소증(hypoxia)이란 산소 운반과 대사과정의 장애 때문에 신체의 특정 부위나 전반에 산소 공급이 적절히 이루어지지 않아 산소가 정상치 이하로 감소한 상태이다. 고고도일수록 산소가 급격히 줄어드는데 이러한 저산소 상태에서 뇌에 공급되는 산소가 부족해지면 간단한 연산조차도 힘겨워진다. 이 훈련 중 받아쓰기와 구구단 외우기를 실시하기도 한다. 뇌를 많이 쓰면 소모되는 산소도 증가하기 때문에 단순 받아쓰기보다 뇌를 더 사용하는 구구단 답안을 작성할 때 먼저 정신을 잃게 된다.

고압산소환경에서 다음과 같은 몇 가지 요인이 관여하여 나타날 수 있다. 첫째, 산화효소 기능의 감소로 세포막을 사이에 둔 이온의 능동적 이동이 방해되어 세포내외의 나트륨과 칼륨 농도비율의 변화이고 둘째, 국소적 뇌 조직손상 및 신경원괴사 셋째, 혈 뇌 장벽의 투과성 증가로 인한 뇌부종 넷째, 내분비 및 신경 전달물질, 교감신경계의 관여 다섯째, 뇌 혈류량 및 뇌산소대사율의 변화 등이다.

우주 비행의 무중력 환경에서는 공간 정위 및 현기증이 나타난다. 우주에서는 중력에 대한 안정된 기준이 없기 때문에 우주 승무원들은 수직 방향에 대한 예기치 않은 감각을 경험한다. 특히 대뇌는 운동과 위치에 대한 판단을 위해 다른 감각기 사용보다는 시각신호에 더욱 의존하게 된다.

전정신경 기관이란 귀의 제일 안쪽에 위치해 우리 몸의 평형을 유지하는 데 가장 중요한 역할을 담당하는 기관이다. 전정기관은 귀의 제일 안쪽에 위치한 기관으로, 이 부위에 이상이 생겨 그 기능에 장애가 발생하는 것을 전정기능의 장애라고 하는데, 특히 귀 때문에 생기는 어지럼증은 뇌의 문제로 생기는 중추성 어지럼증과는 달리, 말초성 어지럼증이라고 부른다. 전정기능 장애로 인한 어지럼증은 일반적인 멀미나 현기증과는 다르게 뚜렷한 회전방향(시계방향 또는 반시계방향)이 있는 것이 특징이다. 또한 어지럼증과 함께 이명, 난청 등의 증상이 동반되기도 한다. 전정신경 기관은 두부와 체위를 인지하여 외부세계를 받아들이게 된다.

우주 비행사들은 지구에서 경험하고 받아들여졌던 감각과 우주라는 새로운 환경에서 인지되는 감각 간에 서로 충돌하게 된다. 예를 들어 우주 비행을 하는 동안에는 선형 가속도를 감지하는 이석기관과 체위를 통하여 받아들여지는 감각 기관은 더 이상 감각의 동시성을 지니지 않게 된다. 이러한 모순된 감각의 충돌이 우주 멀미의 병인이 된다.

무중력 상태에서 몇 분 혹은 몇 시간이 지나게 되면 우주 비행사들은 두통, 전신 쇠약감, 구역, 구토 등의 우주 멀미를 느끼게 된다. 이러한 우주 멀미는 우주 비행사 중 70% 이상 나타나지만, 우주 멀미를 예견하기는 어려운 실정이다. 우주 멀미는 무중력 상태에 노출되었을 때 내이, 시각, 피부, 관절과 근육에 있는 수용체의 전정기관으로 받아들여진 신호들의 재배열에 의해 생긴다고 추측된다.

그러나 이러한 우주 멀미가 호전이 되었다 하더라도 안구-두부 협조 운동, 물체 추적 운동, 안구 운동의 반사 반응과 같은 다른 전정 신경 기관 또는 신경 감각 기관의 변화가 존재한다. 자세 조절 기능과 이동의 감소, 두부와 체위 조화의 붕괴와 같은 감각 운동 기관의 변화가 생길 수 있다.

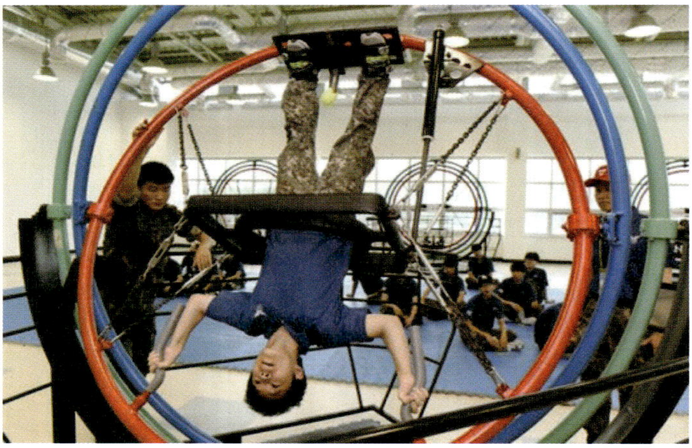

공간 지각 능력의 일시적 장애

우주 비행사들은 공간 지각 능력의 일시적 장애에 의하여 위치와 방향에 대한 잘못된 인지를 경험할 수 있다. 때로는 거꾸로 뒤집혀서 일을 하는 것과 같이 지구에서 경험해 보지 않았으며 시각적으로 친숙하지 않은 경험들은 이러한 감각의 환각을 유발할 수 있다. 우주 비행사들 중 약 80%에서 비행 중 또는 비행 후에 감각의 환각을 경험했다고 한다. 감각의 환각의 종류로는 스스로 움직이고 있다는 착각, 쪼그려 앉았다가 일어설 때 바닥으로 떨어지는 기분,

물체가 떠다니는 환각, 흐릿한 시야, 시각적 진동, 시각적 중심축의 비틀림 등이 있다.

지상에서 여러 번 공중회전을 하면 현기증이나 구토 증상이 나타난다. 하지만 만일 같은 걸 우주에서 해보면 어떻게 될까? 실제로 국제우주정거장 ISS에 영국 우주비행사가 6개월정도 머물러 있으면서 무중력 환경에서의 생활을 경험하였다. 그는 무중력 상태에서 공중제비를 돈 뒤 현기증이 일어나는지 실험하기 위해 동료에게 도움을 받아 공중제비를 돌았다. 생각보다 훨씬 빠르게 공중제비를 돈 다음에도 그는 별 것 아니라는 여유 있는 표정을 지었다. 보통 우주비행사는 국제우주정거장에 도착하고 24시간가량은 심한 현기증과 구역질을 느낀다. 이는 무중력 환경에 뇌가 적응하지 못해 일어나는 현상이다.

무중력 하에선 감각기관이 뇌에 신호를 전송하지 제대로 전송하지 못해 시각 정보 차이로 인해 이 같은 현기증이 일어난다고 한다. 하지만 무중력 하에서 24~48시간이 지나면 뇌는 시야에서 들어온 정보에 대한 평형에 대해 정보를 얻으려 한다. 다시 말해 평형기관이 둔감되는 것이다. 이렇게 되면 무중력에서 빙글빙글 재주를 넘어도 뇌가 판단에 혼란이 일어나지 않고 두통이나 현기증도 일어나지 않는 것이다. 무중력 상태에서도 인체가 적응하는 것을 알 수 있다.

연구진은 국제우주정거장을 다녀온 우주인 11명(남성 10명, 여성 1명)을 대상으로 우주로 가기 전과 지구로 귀환한 후 각각 뇌 형태를 자기공명영상(MRI) 장치로 촬영했다. 그 결과 모든 우주인이 뇌의 백질과 회색질, 척수액 모두 부피가 증가한 것으로 나타났다.

우주 방사선이 우주비행사들의 뇌를 손상시켜 판단력과 기억력을 떨어뜨릴 수 있다는 연구 결과가 나왔다. 실험 결과, 우주비행사들이 비행 동안 접하게 되는 고에너지의 하전입자에 6주 동안 노출된 쥐들은 기억력이나 판단력과 관련된 대뇌의 측두엽 해마와 전두엽 피질의 뉴런과 시냅스가 손상된 사실이 확인됐다. 전투기나 여객기 조종사들도 겪는 문제이지만, 우주비행사는 지구 자기장의 보호를 받지 못하는 경우가 많아서 피폭량이 훨씬 많다. 퇴역한 우주비행사 중에서 암에 걸린 사람이 많은 게 다 이유가 있다.

2) 고공 환경에서의 감각

① 감각이란?

감각이란 신체의 내외부에서 나온 자극에 의해 생기는 의식의 체험이다. 시각, 청각, 후각, 미각, 피부감각의 5개 중 특히 5번째 감각을 의미한다. 피부감각에는 촉각, 압각, 온각, 냉각, 통각이 있다.

각각의 감각에 대응하여 특정의 자극을 받아들이는 감각기가 있고, 시각, 청각, 미각, 후각, 평형감각은 신체의 특정한 부분에 수용기가 국한되어 존재하기 때문에 특수감각이라 한다. 또한 피부감각과 심부감각을 체성감각, 내장에 유래하는 감각을 내장감각이라 한다.

감각은 일상생활을 안전하게 유지하는 데 중요한 역할을 하고 있다. 사람은 각각의 감각에서 얻은 정보를 조합하여 총합적으로 판단한다. 이런 이유로, 하나의 감각에 장애가 있더라도 다른 감각정보로 보충할 수 있다. 의식 내용에 대한 해석, 판단이 가해지는 경우를 지각이라 하여, 감각과는 엄밀하게 구별할 수 있지만, 통상 독립해서 일어나는 과정이 아니기 때문에 명확한 구별을 하지 않고 사용하는 경우가 많다.

② 시각의 변화

공간정위상실(spatial disorientation)은 과거에 "비행착각"으로 불리던 개념으로 항공기 사고의 중요한 원인 중의 하나이다. 착각(illusion)은 외부로부터 들어오는 자극을 잘못 판단하는 것이라고 할 수 있으며, 외부로부터 들어오는 자극이 없는 상황에서 잘못된 판단을 하는 것은 환각(hallucination)이라 한다. 따라서 비행착각은 비행 중 발생한 착각을 말한다.

Gillingham은 공간정위상실개념을 설명하면서 "비행 중 경험하는 공간정위의 착각"이라고 정의하였다. 또 실제적으로는 "항공기 조정석에서 구현되는 계기의 잘못된 것인지"라고 정의하기도 하였다. 공간정위의 착각에는 시각적 착각과 전정기관에 의한 착각으로 크게 양분할 수 있다. 시각적 착각의 대표적 예로 지상에서도 경험할 수 있는 전이성 착각(vection illusion)은 정지하고 있던 지하철에 탑승한 사람이 맞은편의 지하철이 앞으로 움직이는 모습을 보고 상대적으로 자신이 탑승한 지하철이 앞으로 이동하는 것처럼 느끼는 착각이다.

비행 중 시각적 착각의 대표적 예로 가상 수평선(false horizon)이 있다. 맑은 날 비행하는 조종사가 커다란 구름을 보고 커다란 구름의 윗면을 지상의 수평선으로 순간 착각하여 구름의 윗면과 날개의 수평을 일치시키는 착각이다. 야간에는 도로의 직선 불빛을 수평선으로 착각하여 저고도에서 매우 위험할 수 있다. 계기를 보면 자신의 항공기가 수평이 아닌 비행을 하고 있음을 쉽게 알 수 있지만 조종사는 계속 잘못된 수평비행을 할 가능성이 있다.

전정기관의 착각 중 매우 흔하게 발생하는 경사착오(lean illusion)는 전정기관 중 반고리관의 기능이 섬세하지 못해서 발생한다. 우리 인체의 반고리관은 회전 운동감지력이 낮아 1초에 2° 이하의 회전운동은 감지하지 못한다.

따라서 야간이나 악천후 등 외부의 시야정보가 제한되어 있는 경우에 조종사가 서서히 한쪽 방향으로 롤(roll)하는 경우 10초 동안 최대 20°가 기울어지지만 이를 조종사는 감지하지 못하게 된다. 우연히 계기를 본 순간 조종사는 자신이 20° 기울어진 것을 인지하고 순간 항공기 자세를 회복시키면 항공기는 수평비행을 하게 되나 조종사는 반대방향으로 20° 기운 것으로 착각하게 된다. 공간정위상실의 세부적 유형은 매우 다양하며 조종사는 야간이나 악천후 시 공간정위를 상실하지 않도록 주의해야 한다.

■ 공간정위상실(=비행착각)

공군에서 발생하는 비행사고 중 공간정위상실(Spatial Disorientation, SD)로 인한 비행 사고는 인명 손실의 대부분을 차지하고 있으며, 조종사들의 비행 안전에 심각한 위협이 되고 있다. SD란 조종사가 비행 중 자신의 자세나 위치, 기동의 형태를 지구 중력 방향에 대하여 정확하게 인지하지 못하는 것을 말한다. 비행 중 조종사는 인체평형기관의 감각을 그대로 받아들이게 되어 있어 비행 시 작용하는 여러 가속도로 인하여 일상생활 중 경험할 수 없는 착각을 경험하게 되는데, 이것을 '비행착각'이라고 한다. 조종사가 자신 또는 조종하고 있는 항공기의 자세(경사도), 위치, 진행방향, 승강, 속도 등을 순간적으로 파악할 수 없게 되는 상태가 일어난다. 일시적으로 평형감각을 잃는 경우로, 조종사의 건강상태와 상관없이 발생한다.

즉, 자신이 볼 때, 지면이 위인지 아래인지, 기체가 상승하고 있는지 하강하고 있는지 모르게 되는, 스스로 거꾸로 매달려 배면 비행을 하고 있는 것처럼 느껴지는 순간이 있다는 것이다.

공군에서는 항공우주의료원에서는 공간정위상실을 체험해 보고 그 위험성에 대해 경각심을 갖게 해주는 SD 훈련을 실시하고 있다. SD 훈련은, 시뮬레이션 조종석에 앉아 검게 칠해진 캐노피를 닫게되면 칠흑같이 어두워진다. 비행 중에는 구름과 야간, 악기상 등 시력이 배제된 상황이 발생할 수 있기 때문에 몸이 느끼는 감각과 항공기의 실제 자세가 다른 것을 익힌다.

조종석이 회전하기 시작한 후 왼쪽으로 기울어지는 느낌이 들다가 그 상태를 한참 유지하자 수평비행을 하고 있는 것 같이 느낀다. 그때 수평계 계기판의 조명이 들어오고 기체가 수평이 아니라는 사실을 확인하도록 훈련받는다. 또, 수평비행을 하고 있지만 가속이나 감속에 따라 상승 또는 하강하는 감각을 느끼거나, 눈동자만 돌려서 주변을 확인할 때는 괜찮지만 고개를 돌렸을 때 심한 어지럼증과 감각 이상이 일어나는 것 등을 체험하도록 하고 있다.

평형을 느끼는 감각기관은 컵에 따라놓은 물과 그 속에서 자라는 수초를 떠올리면 그 구조를 이해할 수 있다. 컵을 기울이면 수초도 함께 너울거리지만, 그 상태가 유지되면 움직임이 멈춰 있듯이 전정기관의 내임파액이 움직임으로써 운동 상태를 파악하는 감각모발도 같은 원리로 감각오류를 일으키게 된다.

■ 전이성 착각

공간정위(spatial orientation)를 유지하기 위한 반응으로 이해할 수 있다. 전정기관이 자극되면 전정반사가 일어나게 되며, 대표적인 전정반사로는 전정안반사(vestibulo-ocular reflex, VOR)를 들 수 있다. 전정안반사란 머리움직임과 반대방향으로 발생하는 보상성 안구운동으로, 이를 통하여 운동 중 주위환경에 대해 망막상(retinal image)을 안정시키는 작용을 한다. 일반적으로 전정기능은 전정안반사의 지표를 통해 정량적으로 측정 및 평가할 수 있다. 전정기관과 그 기능은 공간상에서의 다양한 3차원적 움직임이 전제되는 항공우주의학 영역에서 그 중요성이 강조되고 있다.

특히 공간정위상실(spatial disorientation)에 의한 비행사고, 비행멀미(air sickness), 우주멀미(space motion sickness) 등의 항공우주의학적 주제에서 전정생리는 매우 중요한 생리적 현상으로 간주된다.

한편, 회전자극에 지속적으로 노출되면 전정습관화(vestibularhabituation)가 발생하며, 전정습관화에 의해 피겨스케이팅 선수 또는 조종사들의 전정기능은 일반인과 차이가 있다고 알려져 있다. 전정습관화는 비행멀미와 우주멀미의 빈도와 정도에도 영향을 미치는 것으로 생각된다. 경험적으로도 비행훈련을 받는 학생조종사가 비행훈련 초반에 비해 비행 훈련이 끝나는 시점에서는 비행멀미의 빈도와 정도가 현격히 감소되는 경우를 자주 관찰할 수 있다. 또한 중력의 영향이 배제되는 우주공간에서도 무중력 진입 이후 일정기간이 지나면 우주멀미의 빈도와 정도가 감소된다. 따라서 비행훈련 및 우주비행 전 전정습관화 형성을 위한 전정훈련이 시도되고 있다.

③ 청각의 변화

일반적인 비행기 이륙 시 발생하는 엔진의 굉음을 제외하고 추력이 줄어든 수평 비행 중이거나 강하 비행 중에도 상대방과 서로 대화가 불가능할 정도의 비행기 실내 소음(70~80 dB)이 발생한다. 소음의 원인은 기내로 불어 넣는 공기 대문이다. 엔진과 외부에서 얻은 공기를 압축시켜 기내로 보내는 이유는 동체 안에 산소를 만들고 온도를 조절하며 환기를 위해서다.

통상적으로 1만 피트(3,300 m)의 고도에서부터 현저히 줄어드는 산소를 승객들에게 공급하기 위해서는 적정의 압축된 공기를 유지시켜야 하고 외기 온도가 평균 영하 40~70도가 유지되는 고고도에서 기내 온도를 유지하기 위해서는 엔진으로부터 생성된 뜨거운 공기가 필요하다. 그리고 수많은 승객이 좁은 공간에서의 활동으로 발생하는 각종 냄새를 제거하기 위해서는 실내 공기의 순환이 필수적이다.

항공기 탑승으로 인해 인체는 소음환경에 노출된다. 민항기 내의 소음은 50~60 dB 정도이지만, 군 항공기의 조종석 내 소음은 110 dB에 달한다. 소음 환경에 장기간 노출되는 경우 소음성 난청이 발생하게 되는데 Lim 등의 연구에 의하면 공군 조종사의 6.7%가 공군 신체검사 기준을 초과하는 난청 문제를 가지고 있었다. 기종별로는 헬기가 가장 심하였고 그 다음이 전투기, 수송기 순이었다. 조종사가 난청을 인지할 정도로 진행된 경우 청각세포는 이미 소음에 지나치게 폭로되어 회복이 불가능한 상태이다.

따라서 평소 소음환경에 노출되는 시간을 줄이고, 귀마개 귀 덮개 등의 보호구를 착용해야 하며 주기적인 청력검사 등의 조기진단이 중요하다.

비행기나 엘리베이터를 탔을 때 귀가 먹먹해지며 청력감소현상이 발생하고는 한다. 이는 이 관을 통해 공기소통이 강제로 일어나 귓속 공기 압과 대기압이 같아지기 때문이다. 귓속의 고실 내압이 외압보다 커져 고막이 외이도 쪽으로 밀려 항공성 중이염, 난청을 유발하며 또한 어지럼증이나 근력의 저하를 유발할 수 있다.

이를 해결하기 위해는 껌을 씹거나 물을 자주 다시는 게 좋으며 가장 확실한 방법은 코를 손가락으로 잡고 숨을 들이쉬어 한입 가득 내뱉으려고 애쓰는 자세를 잠시 취하면 해결된다. 아기들은 자발적으로 이렇게 할 수 없기 때문에 우유병이나 고무젖꼭지를 빨도록 하면 해결된다.

④ 신경전정계(neurovestibular)와 감각계(sensory system)

지상에서는 중력이 전정항상성과 고유수용체 감각(proprioception)에 많은 역할을 한다. 무중력에의 급격한 노출은 전정기관에서 이 선형 및 각도 움직임의 해석을 깨트리며, 시각적 및 고유수용체 감각의 통합을 방해한다. 이러한 결과로서 발생하는 우주멀미는 무중력에 노출됨으로서 발생하는 멀미로서 그 이외에 두통, 오심, 구토, 식용감퇴, 집중력 장애, general malaise 등이 발생한다. 일반적으로 이러한 증상은 1~2일 이내에 자연적으로 회복된다.

우주선이나 우주정거장에서 우주인들이 느끼는 어지럼증을 우주멀미(space sickness), 다른 말로는 우주적응증후군(space adaptation syndrome)이라 부르기도 한다. 이러한 현상은 방향감을 느끼는 인간의 감각기관이 받아들인 신호들이 불일치할 경우 발생하는 것으로 알려져 있다.

우주멀미의 원인으로는 체액의 재분포와 장운동의 변화에 의한 것이다. 우주멀미 현상은 70% 이상의 비행사에게 나타나며, 이들 중 대부분이 2~4일 내에 증상이 호전되는 것으로 알려져 있다. 발생을 예측하기는 힘들지만, 반복된 노출에 의하여 줄어들어 훈련이 효과가 있다. 우주멀미는 변화된 환경에 대한 몸의 생리적인 반응이기 때문에 그 자체를 소멸시킬 수 있는 방법은 없다. 그렇기 때문에 우주인들은 우주로 나아가기 전에 평형감각 기관을 혼동시키는 자극을 주어 '우주멀미'에 대비하기도 한다. 이소연 박사도 '우주멀미'에 익숙해지기 위해 회전의자에 앉아 30분 가까이 훈련을 받았다. 이 현상을 일반적으로 경험이 가능한데, 야유회에서 벌칙으로 코를 잡고 수십 바퀴씩 빙글빙글 돌았을 때와 유사하다.

비록 우주멀미는 금새 해결되더라도, 다른 신경전정계 및 신경감각계의 변화는 지속된다. 약 80%의 우주인들이 비행 중 또는 비행 후에 지각환상(perceptual illusions)을 경험한다. 환각적 자가운동(self-motion), 쪼그리고 앉았을 때 땅으로 떨어지는 감각, 물건이 날아다니는 감각, 시각적 흐림(visual blurring), 흔들리는 시야(oscillopsia), 물건 위치의 왜곡 (object position distortion), 시각축 왜곡(tilting or inversion), 바닥 안정성 왜곡 등이다.

⑤ 가속도 내성훈련

중력가속도의 특징은 원심력의 원리와 가깝다. 원심력은 원운동을 하는 물체를 밖으로 밀어내려는 힘이다. 급선회를 하는 전투기도 엄연히 원운동을 하는 물체이므로 원심력을 받는다. 원심력은 원운동을 하는 물체의 속도가 빠를수록 크게 나타나므로, 전투기가 받는 원심력은 지구중력을 기본단위로 따져도 몇 배나 될 만큼 크다. 때문에 중력가속도라고 하는 것이다.

이러한 중력가속도는 선회하는 항공기의 기체와 그 속에 타고 있는 조종사의 인체에 모두 동일하게 작용한다. 중력가속도를 재는 단위는 지구 중력인데, 중력(Gravity)의 약자인 G라는 단위기호를 사용해 표기한다. 예컨대 3G는 지구 중력의 3배에 해당하는 힘이다. 즉, 항공기와 조종사는 자신의 몸무게의 3배에 달하는 힘을 받는 것이다. 그리고 이는 조종사 체내의 체액에도 동일하게 작용하게 된다. 따라서 두뇌와 안구가 위치한 더리에서 피가 빠져나가 하반신으로 몰려가게 된다.

G가 계속 높아져 이러한 상태가 심화되면 어떻게 될까? 머리에 혈액이 빠져나오면 두뇌에 산소가 공급되지 않게 되므로, 우선 시야가 회색빛으로 흐려지는 그레이 아웃 현상이 나타난다. 그 다음에는 시야가 좁아지는 터널 시야 현상이 나타나고, 그 다음에는 눈앞이 보이지 않게 되는 블랙아웃 현상이 나타난다. 그리고 여기서 더 나아가면 완전히 의식을 잃게 된다. 이를 G-LOC(영미권에서는 보통 지-록이라고 발음한다)라고 한다.

격렬한 급기동과 높은 중력가속도가 이어지는 공중전 중에서 G로 인한 시야 상실 및 의식 상실은 조종불능 상태로 이어져, 결국 귀중한 항공기와 조종사를 상실하는 사태로까지 이어질 수 있다. 이러한 신체 감각기관에서의 변화르 인해 비행 조종사들은 가속도 내성훈련(G-test)을 받게 된다.

가속도 내성훈련은 호흡법이다. 마치 역기를 들 때처럼 온 몸의 근육을 바싹 긴장시키고, 성문을 닫아 피가 머리에서 빠져나갈 여지를 최대한 줄인 다음, 매우 짧고 빠르게 호흡을 계속하는 방법이다. 전투기 조종사의 경우 일명 '곤돌라'라고 불리는 원심분리기에 탑승, 인위적으로 만들어 낸 9G의 중력가속도를 호흡법만으로 30초간 버텨야 한다. 이러한 신체 감각기관에서의 변화로 인해 비행조종사들은 가속도 내성훈련(G-test)을 받게 된다. G가 걸리기 시작하면 온몸의 혈액이 아래로 몰린다. 이때 시야협소(그레이아웃)를 시작으로 시야상실(블랙아웃) 그리고 의식상실(G-LOC)로 이어지기 때문에 전투기 조종불능에 빠진다.

L-1 호흡법은 이 같은 현상을 최소화하기 위해 숨을 토해내면서 신체 전체의 근육을 긴장시켜 하반신으로의 혈액 몰림을 감소시키는 방법이다. 호흡법은 아랫배에 힘을 주고 "윽"이라는 구호와 함께 짧게 숨을 들이쉬는 것을 반복한다. 온몸에 힘을 주고 혈액이 밑으로 쏠리지 않도록 호흡법에 신경 쓰다가 머리가 아래로 떨어지면서 실패한다.

비행착각 훈련은 비행 중 조종사가 항공기의 위치 · 자세 · 속도 등 움직임에 대한 인지능력을 순간적으로 상실하는 상태에 대비한 훈련으로, 유사시 항공기를 버리고 조종사의 생존을 위해 안전하게 좌석을 사출하기 위한 훈련을 달한다. 자동차 운전자는 도로 위의 상황을 대부분 눈으로 보며 위험을 판단하고 대처한다. 그러나 빠른 속도와 계속 바뀌는 운동방향 그리고 거리를 판단할 만한 시각적 정보가 없는 하늘 위에서는 눈을 비롯한 우리 몸의 감각이 쉽게 착각을 일으킨다. 장시간 비행으로 인해 하늘과 바다를 구별하지 못하기도 하고, 항공기가 뒤집혀 있거나 수평을 유지하지 못함에도 그 시간이 지속되면 우리 몸은 수평을 유지하고 있다고 느끼기도 한다.

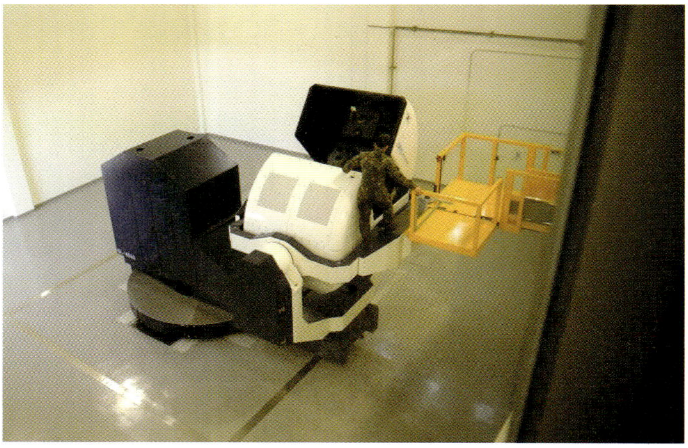

비행착각 훈련 장비

비행착각 훈련은 비행기와 헬기로 구분해 각각 이틀간 이루어지며, 비행착각 경험 · 극복, 고공저압환경, 야간시각 훈련에 관한 이론과 체험으로 구성된다. 비행착각은 눈과 귀 등 인간 신체가 전달하는 균형 감각 정보의 한계 때문에 조종사가 항공기의 위치와 자세, 속도 등 움직임에 대한 인지능력을 순간적으로 상실하는 상태다.

비상탈출장비는 압축공기를 이용, 순간속도를 6 G 정도로 하여 조종사가 탈출하게 도와주는 장비이다. 조종사가 비상 탈출할 때는 캐노피(조종석 뚜껑)가 자동으로 열리고 조종석이 위로 튕겨져 올라간 다음 낙하산이 펴진다. 이 훈련은 자신의 감각기관이 아닌 계기를 믿고 비행하도록 하고, 공간감각 상실을 인지하고 또 극복하여 항공기의 수평과 방향을 제대로 유지할 수 있도록 하는 훈련이다.

훈련은 다소 쉬워도, 실제 상황은 탈출하기에 항상 용이한 경우가 아니기 때문에 위험할 수도 있다. 비상탈출 훈련은 자신의 감각기관이 아닌 계기를 믿고 비행하도록 하고, 공간감각 상실을 인지하고 또 극복하여 항공기의 수평과 방향을 제대로 유지할 수 있도록 하는 과정이다.

⑥ 감압통

감압증이란 일반적으로 케이슨병을 가리키며, 고압하에서 대기압 속으로 되돌아가는 경우를 말하는데, 항공병에서는 대기압 속에서 급격하게 상승하여 고공의 저압하로 들어가기 때문에 일어나는 감압증을 말한다. 고압환경에서 체내에 과다하게 용해되었던 불활성 기체(질소, 헬륨 등)가 압력이 낮아질 때 과포화 상태로 되어 혈액과 조직에 기포를 형성하여 혈액 순환을 방해하거나 주위 조직에 기계적 영향을 줌으로써 다양한 증상을 일으킨다.

정상 환경에서 고지나 고공의 저압 환경으로의 이동, 또는 물 속 등의 고압 환경에서 정상 환경으로의 이동 시 발생한다. 시력장애, 현기증, 마비, 의식불명, 관절, 근육부위의 통증, 질식, 호흡곤란, 혈액순환 불량, 혈소판이나 혈액응고인자 활성화, 지방 혈전증 등의 증상이 나타난다.

■ 감압통의 원인

감압병의 발생원인은 크게 네 가지로 구분할 수 있다.

첫째, 체내에 폐쇄되어 있는 가스(중이강, 소화관, 누비강, 충치 속의 가스)의 팽창에 의해 일어나는 통증을 주로 하는 증상으로, 각각 귀의 통증, 복통 치통 등을 일으킨다. 둘째, 체액이나 조직에 용해되어 있는 질소 가스 등의 기화에 의해 일어나는 것으로, 주요 관절 부근의 말초신경을 자극해서 일어나는 관절통, 폣속에 생긴 기포의 폐전색에 의한 흉통과 호흡 곤란을 주요증상으로 하는 초크스, 말초신경의 자극에 의해 일어난다고 하는 피부 홍반, 그리고 중추신경의 마비 증상을 주로 하는 잠수병 등이 있다. 셋째, 초고공에 있어서 체액이 비등함으로써, 극히 단시간 내에 사망하게 되는 체액비등증(ebullism)이 있다. 넷째, 산소 분압 저하에 따른 증상도 일어나는데 이것은 저산소증으로서 별도 취급되는 수가 많다. 이와 같은 증상 발생과 고도와의 관계는, 첫째는 비교적 저고도에서도 일어나고, 둘째는 8,000 m 이상에서 많고, 셋째는 21,000 m 이상에서 일어난다. 잠수병은 10 m 이하의 깊이에서 급히 물 위로 떠오르면 발생한다.

3) 고공 환경에서의 호흡

일반적으로 호흡은 숨을 쉬는 것으로 이해하고 있는데, 숨을 들이쉴 때마다 산소를 섭취하고 내쉴 때마다 이산화탄소를 배출한다. 이처럼 외부 환경으로부터 산소를 섭취하고 이산화탄소를 배출하는 물리적 과정을 생화학적 또는 거시적인 의미의 호흡이라 한다.

생화학적 또는 미시적인 의미의 호흡은 생물의 세포가 영양물질을 물과 이산화탄소로 산화시켜 에너지를 얻는 화학적 과정이라 한다.

하지만, 호흡의 주된 목적은 산소를 얻기 위함이 아니라 이산화탄소를 우리 몸에서 빨리 제거하는데 있다. 특히 격렬한 운동이나 스트레스를 받으면 호흡이 빨라지는데, 이는 호흡의 조절중추인 연수가 자극을 받아 교감신경이 촉진되고 호흡속도가 빨라지기 때문이다. 여기에는 신속하게 이산화탄소를 혈액 내에서 제거하려는 목적이 있다.

호흡의 종류

호흡의 종류는 외호흡과 내호흡으로 구분한다. 외호흡은 폐(폐포)와 그를 둘러싼 모세혈관 사이에서 산소와 이산화탄소의 분압 차에 의한 기체교환으로 공기 중으로 이산화탄소를 내보내고 산소를 받아들이는 작용을 말한다.

즉, 우리가 일반적으로 코나 입으로 숨 쉬는 것을 호흡으로 보는 경우이며 이때 기체교환은 분압이 높은 곳에서 낮은 곳으로 이동하는 확산에 의해 이루어진다.

내호흡은 세포호흡이라고 하며, 폐(폐포)에서 받아들인 산소를 혈액 속 적혈구의 헤모글로빈이 세포내 미토콘드리아로 운반해주면 미토콘드리아에서 산소를 이용하여 포도당과 같은 영양분을 분해시켜서 에너지를 얻는 작용을 말한다. 이때, 포도당은 물과 이산화탄소로 분해되고 세포내 모든 활동에 필요한 에너지가 생성되어 생물체의 기능이 유지된다.

즉, 우리가 음식물을 먹는 이유는 에너지를 얻기 위함인데 이러한 에너지들은 탄수화물, 지방, 단백질과 같은 영양소들이 미토콘드리아에서 산소를 이용한 산화과정에 의해 생기게 된다. 따라서 이 내호흡을 진정한 의미의 호흡이라 할 수 있다. 그리고 여기에서 생성된 이산화탄소는 혈액을 통해 이동하다가 폐포의 모세혈관에서 기체의 분압차에 의한 확산에 의해 폐포로 내보내지게 된다.

또한, 산소를 필요로 하는 호흡을 유기호흡이라고 하고 산소 없이 일어나는 호흡을 무기호흡이라 한다. 30,000 피트(약 9 km) 이상 고공에서 비행업무에 종사하는 사람에게 가장 큰 문제는 산소부족으로 의식을 잃게 되는 것이다. 또 비교적 고도가 높지 않는 경우에도 산소부족으로 판단력장해, 행동장해, 권태감이 일어날 수 있다. 산소결핍증은 공기의 산소분압 저하에 의해 뇌가 가장 예민하게 영향을 받는다. 일반적으로 공기의 산소분압저하는 동맥혈의 산소

분압저하와 연결되어 뇌의 산소공급량이 감소된다.

순화과정 없이 고도가 낮은 곳에서 해발 3,000 m 이상 되는 고산, 고원 등 고지대로 갑자기 올라갔을 때 산소가 부족하여 나타나는 현상을 고공성 폐부종이라 한다,

두통, 현기증, 식욕부진, 탈진, 호흡곤란, 저체온증, 동상, 자외선 결막염, 탈수 등의 증상이 나타난다. 어른보다 아이들에게 많이 일어나고 고공에 순화된 사람이 해면에 돌아온 때에도 흔히 일어난다. 진행성 기침과 호흡곤란이 나타나고 폐동맥 혈압이 상승하다 산소공급과 해면으로의 귀환으로 급속히 소실된다. 이 증세는 반복해서 발병하는 경향이 있으며, 기압 저하와 함께 호흡기 중의 산소분압도 감소하여 체조직의 산소가 부족해 저산소증을 일으킨다.

고공 환경에서의 적응 과정

고공환경에서 오래 있으면 낮은 산소 분압에 점차 적응하는 과정이 시작된다. 적응은 호흡 환기의 증가 → 혈액에서 적혈구의 증가 → 조직에서 혈관 증가 → 세포의 산소 활용 능력 증가 등에서 알 수 있다.

첫째, 호흡 환기의 증가는 해수면 높이에서 이산화탄소에 의하여 조절되는데, 호흡 환기가 증가하는 것은 고산지대의 저산소 환경에서 초기에 나타나는 즉각적인 반응이며 몇 천 미터의 고산지대를 오를 수 있게 도와준다.

두 번째로 혈액에서 적혈구의 증가는 고산 지대를 오르면 처음에는 땀 분비 등으로 탈수가 일어나 혈장의 양이 감소한다. 저산소 환경이 이어지면 신장에서 적혈구 생성소의 생산이 증가되고 골수에서 적혈구의 생산이 증가한다. 또한 혈장의 적혈구 생성수도 수백 배 증가하다가, 저산소 환경에 완전히 적응하면 혈구용적률이 60%까지 오른다.

세 번째로 조직에서 혈관의 직경이 증가하게 되고 고산지대에 오른 후에 심박출량이 해수면에서보다 20~30% 증가한다. 그리고 며칠이 지나면 점차 해수면에서의 심박출량이 내려온다. 그런데 이때 피부나 콩팥으로 가는 혈류는 감소하지만 근육, 뇌, 심장으로 가는 혈류는 증가한다. 또 고산지대에 몇 개월씩 머무르는 경우 저산소에 노출된 조직에서 모세혈관의 양과 크기가 증가한다.

네 번째로 세포의 산소 활용 능력을 보면 증 고산지대에 사는 동물의 세포 내에서 산화 효소의 양이 해수면에 있는 동물에 비하여 많다. 그러므로 고산지대에서 산소를 더 잘 활용한다고 볼 수 있다. 또한 고산지대에서 7일 동안 머무른 사람의 미토콘드리아 양은 뚜렷이 증가하지 않

았지만, 28일 동안 머무른 사람의 골격근 미토콘드리아 양은 해수면에서 생활하는 사람보다 많다는 연구결과도 있다.

① 고공환경에서 발생할 수 있는 호흡 질환

■ 과호흡 증후군(Hyperventilation syndrome)

우리 몸은 정상적으로 호흡을 통해 산소를 받아들이고 이산화탄소를 배출시키며 동맥혈의 이산화탄소는 37~43 mmHg 범위에서 그 농도가 유지된다. 어떠한 이유에서든 과도한 호흡을 통해 이산화탄소가 필요 이상으로 배출되어 동맥혈의 이산화탄소 농도가 정상 범위 이하로 감소하게 되어 증상을 유발한 상태를 과호흡 증후군이라고 한다.

과호흡은 신체 이상에 의해서도 일어나지만, 신체적으로 건강한 사람에게서도 정신적인 원인에 의해 나타날 수도 있다. 정신적인 원인으로 이러한 현상이 나타날 수 있는 이유는 호흡의 조절이 신체적인 요구(대사적 조절 계통)뿐만 아니라 정신적인 요구(행동적 조절 계통)에 따라서 일어나기 때문이다. 예를 들면 일부러 숨이 찬데도 불구하고 숨을 참고 있는 경우, 대사적 조절 계통의 요구에 반하여 행동적 조절 계통에 의해 호흡을 억제하고 있는 것이다.

과호흡 증후군은 항공에서의 조종사들 사이에서 더 자주 발생한다. 완전히 행동장애가 발생하는 경우는 거의 없으나, 평소 호흡과다에 걸린 것 같다는 이야기를 듣지 않았던 조종사에게 경고를 줄만큼 불안한 증상을 야기시킬 수 있다. 이러한 경우, 호흡률이 증가하고 불안감이 생기는 것이 문제를 더욱 악화시키게 된다.

또한, 호흡과다는 호흡조절을 되찾기 위한 호흡기관의 호흡 우선 메커니즘에 의해 의식상실로 이어질 수 있는데, 예상치 못한 스트레스 상황에 직면한 조종사들은 의식적으로 호흡률을 증가시킬 수 있다. 만약 높은 고도에서 비행하면서, 산소를 공급유·무에 상관없이 조종사는 일반적인 경우보다 더 급하게 숨을 쉬는 경향을 갖게 되는데, 이것이 종종 호흡과다를 유발하게 된다.

과호흡 증후군의 증상

과호흡 증후군의 증상은 불과 수 분 이내에 호흡이 빨라지고, 적은 양의 호흡이 매우 힘들게 이루어지며, 어지러움, 시력 장애, 의식 저하, 심하면 실신까지 발생한다. 또 다른 증상으로는 팔다리 감각 이상, 경련, 근력 저하, 마비되는 느낌 등이 나타날 수 있다.

발작이 지속되면 혈액이 점점 알칼리화되어 심장의 박동이 불규칙해지는 부정맥이 발생한다. 또한, 심장 혈관이 수축하여 심근허혈 증상(흉통)이 나타날 수 있다.

과호흡 증후군의 치료

호흡과다를 대처하는 방법은 신체 내의 이산화탄소의 수준을 적절한 수준으로 회복시키는 것이다. 일반적으로 호흡과다의 방지는 호흡을 빠르게 하는 것이다.

또한, 치료방법으로 가장 많이 이용되는 것은 봉투를 이용한 호흡법으로, 환자 자신의 숨으로 호흡하는 방법이다. 이는 공기로 봉투를 부풀려 그 안의 공기를 호흡하는 방법으로 공기 안의 이산화탄소를 흡입하게 되므로 폐포 공기의 이산화탄소 농도가 상승하여 pH가 정상화되고 호흡성 알칼리성에 의한 증상이 감소하도록 한다.

■ 폐부종

폐부종은 폐에 체액이 과도하게 쌓여 호흡곤란을 야기하는 상태이며, 폐부종은 질환이라기보다는 여러 가지 원인에 의해 폐정맥 및 모세혈관 내에서 폐의 간질조직과 폐포로 체액이 빠져나가면서 폐포와 기도에 울혈되어 가스교환을 악화시켜 저산소증을 일으켜 심한 호흡곤란을 야기하는 상태이다.

폐부종의 원인은 크게 심장의 질병이나 장애가 원인이 되어 발생하는 심인성과 그 밖의 비심인성으로 나뉜다. 두 경우로 나누는 이유는 치료에서 차이가 나기 때문이다.

우선 심인성은 심부전에 따른 폐정맥 정수압의 상승에 의해 유발된다. 이때 심인성 심부전의 원인 역시 기저 심장질환에 따라 다양할 수 있다. 비심인성인 경우는 급성 호흡부전 증후군이 대표적인 경우로, 폐모세혈관의 투과성이 증가하여 폐부종이 발생한다. 또한 높은 산 등반 시 고도에 의해 발생할 수 있으며 뇌 손상과 관련하여 발생하기도 한다. 드물지만 뚜렷한 심장질환이 없어도 다량의 수혈, 신기능 장애에 의해서도 유발될 수 있다.

폐부종의 증상

주로 호흡 곤란과 함께 마른기침, 분홍빛의 거품 낀 객담(가래)이 동반된다. 짧고 잦은 호흡과 함께 그로 인한 불안감을 보이는 경우가 많고, 호흡곤란의 경우 주로 누우면 숨이 더 가빠지는 양상이 특징이다. 심해지면 청색증, 말초 부종도 동반될 수 있다.

폐부종의 경과 및 합병증

원인과 무관하게 폐부종이 발생하면 호흡 곤란에 따른 저산소증이 초래되고, 이는 조직의 허혈 상태(조직에 산소와 영양분이 전달되지 못하여 조직 세포가 손상되는 상태)를 유발함으로써 다발성 장기 부전 및 사망에 이르는 합병증까지 초래할 수 있다.

폐부종의 진단

폐부종은 환자의 병력과 신체 검진을 통해 임상적으로 진단을 내리는 경우가 많다. 청진상 양측 폐하엽에서 수포음(거품 소리)이 들리는 것이 특징이며 기본적인 흉부 X선 검사상에서는 폐문부 혈관음영 증가 및 심장 비대, 양측성 흉수 등의 소견이 주로 나타나지만, 이를 통해 심인성인지 비심인성인지를 감별하기는 어렵다. 심인성의 경우 심전도, 심초음파 등의 검사를 시행하면 이상 소견이 나타나기도 한다.

폐부종의 치료

■ 심인성 폐부종

우선 호흡 곤란에 대처하기 위해 환자에게 충분한 산소를 공급한다. 상태가 심해 자발 호흡이 불가능하고 산소를 공급하는 것만으로 동맥혈 산소포화도가 유지되지 않는 경우에는 기계를 이용한 보조 환기 치료도 고려해 볼 수 있다. 심장에 대한 전부하가 증가된 상태인 경우가 많으므로 혈관확장제와 이뇨제를 투여하여 이를 떨어뜨려 주고, 이와 동시에 떨어진 심박출량을 올리기 위한 승압제를 정맥 내로 점적 주입한다. 급성기에 대한 치료로서 환자의 활력징후가 안정화되면 심인성 폐부종을 초래한 기저 원인 질환을 교정한다.

■ 비심인성 폐부종

투과성 변화에 대한 근본적 치료 대책은 없다. 급성 호흡곤란 증후군 등 각 유발 원인에 대한 치료 원칙을 따르고, 폐부종 자체에 대해서는 보존적인 치료를 시행하게 된다.

폐부종 환자의 식이요법

심부전이 있는 경우 평소 저염식을 하는 것이 폐부종을 예방하는 데 도움이 된다.

■ 호흡부전

동맥혈가스, 특히 O_2와 CO_2 값이 비정상적으로 나타나고 그 때문에 생체가 정상적인 기능을 유지 할 수 없게 된 상태를 말한다. 따라서 폐질환으로 인한 경우만이 아니고 호흡 중후의 이상, 또는 호흡근 마비 등으로 기인해서도 결과적으로 혈액가스의 이상을 가져오는 상태는 모두 포함된다. 혈액가스 분석기의 발달로 인해 임상분야에서도 정확하게 상태를 파악할 수 있게 되어 인공호흡기를 비롯해서 치료기술로 최근에 급속하게 발전했다. 호흡부전을 전문으로 다루는 치료단위로서 IRCU (intensive respiratory care unit)가 있다.

호흡부전의 분류

진행 · 경과에 따라 급성과 만성으로 분류되며, 동맥혈가스 아산화탄소 분압이 높은 것(고이산화탄소혈증)과 낮은 것(저이산화탄소혈증)으로 나눌 수 있다.

- **고이산화탄소혈증 :** 점차 의식장애가 일어나, 잠에 빠지거나 혼미 상태가 되어 혼수가 일어난다.
- **급성 호흡부전증 :** 고농도의 산소를 공급하여도 호전되지 않는 호흡곤란을 일으키는, 심장이 아닌 원인에 의해 급성으로 시작된 폐부종이다.
- **만성 호흡부전증 :** 두통, 신체 동작 시 숨참, 손톱 · 입술 · 귓바퀴 등에서 볼 수 있는 치아노제 등의 증상이 나타난다.

폐의 호흡기능 저하의 정도에 따라 폐동맥의 혈압이 상승하여 폐고혈압증을 일으키고, 폐성심이 된다.

호흡부전의 증상

호흡부전은 의학에서 호흡계통에 의한 부적절한 가스 교환을 가리키는 용어이다. 이 증상이 일어나면 동맥 산소 및 이산화탄소 수준이 통상 범위 안에서 유지할 수 없다. 혈중 산소량의 저하 현상을 저산소증이라고 하며, 동맥의 이산화탄소 수준이 증가하는 현상을 과탄산혈증이라고 한다. 일반적인 참고값은 산소 PaO_2이 80 mmHg (11 kPa)보다 크고 이산화탄소 $PaCO_2$가 45 mmHg(6.0 kPa)보다 낮다. 이 증상은 타입 I과 타입 II로 나눌 수 있는데 탄소 I은 탄소과잉의 부재와, 탄소 II는 탄소과잉의 존재와 관련이 있다.

저산소성 호흡 부전 및 고탄산성 호흡 부전은 대개 비슷한 증상을 야기한다. 일반적으로 심한 숨가쁨을 느낀다. 낮은 혈중 산소 수치는 숨가쁨을 유발하고 피부가 푸른빛을 띠게 하는(청색증) 결과를 낳을 수 있다. 낮은 산소 수치, 높은 이산화탄소 수치, 혈액의 산도 증가가 어지러움과 졸음을 유발한다. 호흡 욕구가 정상이면 신체는 깊고 빠른 호흡을 통해 자체적으로 이산화탄소를 배출하려 시도한다. 그러나 폐가 정상적으로 기능하지 못하면 이러한 호흡 패턴은 도움이 되지 않을 수 있다. 결과적으로 뇌와 심장이 정상적으로 움직이지 않아 졸음(때로는 의식을 잃는 시점까지)과 이상 심장 박동(부정맥)이 발생하며, 두 가지 모두 발생하여 사망에까지 이를 수 있다.

호흡부전의 치료

치료에는 산소의 장기간 흡입이 필요하다. 폐컴플라이언스(폐의 퍼지기 쉬움을 나타내는 지표)의 상승, 호흡곤란의 해소와 우심부하의 감소에 도움이 된다. 분무기를 사용하는 흡입요법, 체위배농법, 폐성심에 대해서는 강심이뇨제 등을 투여하는 방법도 있다.

▪ 호흡곤란

호흡곤란은 체내에 산소가 부족할 때 나타나는 증상으로 폐기능에 이상이 생겼을 때 발생할 수 있다. 숨이 가쁘거나, 호흡할 때 힘이 들고, 공기가 충분하지 않은 느낌이 있다면 호흡곤란을 의심해봐야 한다.

호흡곤란의 치료

항암화학요법은 폐 조직에 일시적이거나, 또는 영구적인 손상을 일으켜 호흡곤란을 일으키기도 한다. 표준 용량을 사용할 때는 큰 문제가 되지 않지만, 드물게 특정 항암제를 일정량 이상 투여하면 폐 조직에 영향을 주어 숨이 차는 일이 발생할 수 있다. 따라서 이런 약물을 사용할 때는 미리 폐기능검사가 선행되며, 사용하는 용량에 있어 일정량을 넘기지 않도록 가이드라인도 정해져 있다.

만약 항암화학요법으로 인해 폐 조직이 손상되었다면, 의료진은 약의 용량을 줄이거나 다른 약으로 대체할 수 있다. 폐 조직의 손상이 심각하지 않을 때는, 치료가 끝나고 시간이 흐르면서 서서히 회복되는 편이다. 암 환자들은 걱정이 많거나 기분이 나쁠 때 등 심리적인 이유에서도 호흡곤란을 느낄 수 있다. 이 때문에 원인이 불분명한 호흡곤란은 긍정적인 생각과 편안한 마음가짐도 도움이 된다.

호흡곤란의 증상

숨이 가쁘고 호흡이 힘들며, 가슴에 통증이 생길 수 있다.

맥박이 빨리 뛰고, 피부가 차가워지며, 축축한 느낌이 들 수 있다.

숨을 쉴 때 거친 소리가 난다.

심할 때는 귓불이나 입술, 손톱 등이 푸르게 변하는 청색증도 나타날 수 있다.

■ 저산소증(hypoxia)

저산소증은 산소 운반과 대사과정의 장애 때문에 신체의 특정 부위나 전반에 산소 공급이 적절히 이루어지지 않아 산소가 정상치 이하로 감소된 상태이다.

호흡기능의 장애로 숨쉬기가 곤란하여 체내 산소 분압이 떨어진 상태로 동맥혈 가스검사를 시행했을 때 산소분압이 60 mmHg 미만이거나 산소 포화도가 90% 미만일 경우를 의미한다.

심폐기관의 주요 역할은 인체 내 조직(세포)으로 산소를 전달하고 대사 부산물인 이산화탄소를 제거하는 것이며, 이는 세포 단위에서 효율적인 에너지 대사체계를 제공하는데 매우 중요하다. 대사과정에는 산소를 받아들여 에너지를 발생시키는 호기성 대사과정과 산소를 이용하지 않아도 되지만 에너지 대사 효율이 낮고 대사과정 중 유산이 발생하는 혐기성 대사과정이 있다. 저산소증이 발생하면 세포에서는 필요한 산소가 모자라게 되고, 이는 에너지 대사 효율이 높은 호기성 대사과정을 혐기성 대사과정으로 바꾸어 세포 생존에 필요한 삼투압을 유지함으로써 저산소증을 견디려고 한다. 하지만, 저산소증이 매우 심한 경우에는 더 이상 세포 삼투압을 유지할 수 있는 에너지 생성이 불가능해지드로 세포가 부어오르다 사멸하게 된다.

특히, 저산소증은 중추신경계의 영역의 변화를 일으키며, 급성 저산소증의 경우 급성 알코올 중독과 비슷한 판단력 장애, 운동 실조 등의 증상을 유발할 수 있다. 고산병의 경우 저산소증으로 뇌혈관 확장에 따른 이차적 두통과 위장관 증상, 어지러움, 불면증, 피로감, 졸림 등의 증상을 나타내고 폐부종이나 뇌부종을 초래하며, 저산소증이 심해지면 결국은 호흡곤란에 의해 사망하게 된다.

고공 환경인 항공에서는 기압 저하와 함께 호흡기 중의 산소분압도 감소하여 체조직의 산소가 부족해 위와 같은 저산소증을 일으킨다. 대체로 고도 4,000~5,000 m 이상을 장애역, 7,000 m 이상을 위험역으로 치며 시력감퇴, 호흡곤란, 부정맥, 정신기능저하가 일어나고 심할 경우는 의식을 잃기도 한다. 만약 육체적 노동을 한다면 이들 증세는 훨씬 저공에서도 조기에 나타날 수 있다.

저산소증의 증상

① **피부색 변화 :** 동맥 혈액 속에 산소 함량이 부족할 경우 불충분한 폐포 환기, 폐포 모세혈관의 손상 등으로 피부색이 암청색을 띠는 청색증이 나타나기도 한다. 청색증은 입술, 잇몸, 눈 주위, 손톱에 더 잘 나타난다.

② **불안 및 기억력 감소 :** 저산소증의 증상으로 머리가 무겁고 집중력, 기억력이 떨어질 수 있다. 본인이나 주변 사람이 갑자기 이러한 증상을 보이는 경우 저산소증의 징후일 수 있다.

③ **기침 :** 심한 천식 발작은 저산소증의 흔한 원인 중 하나로 성인과 어린이에게 저산소증을 일으킬 수 있다. 천식 발작이 일어나면 기도가 좁아져 폐로 충분한 공기 유입이 되기 어렵다. 폐를 깨끗하게 하기 위해 기침은 자연스러운 반응이지만 과도한 기침은 더 많은 산소를 사용하고 증상을 악화시킬 수 있다.

④ **심박수 및 호흡 증가 :** 저산소증으로 인해 혈압이 상승하고 맥박이 빨라지고, 얕고 빠른 호흡 등이 나타날 수 있다. 몸에 충분한 산소가 공급되지 않으면 우리 몸은 혈액을 순환시키는 데 도움을 주기 위해 심장을 더 빨리 뛰게 한다.

⑤ **호흡 곤란 :** 호흡 곤란은 저산소증의 명백한 증상 중 하나로 간주되며, 앞서 언급한 심박수 및 호흡 증가로 인해 종종 발생한다. 숨이 가쁘거나, 호흡할 때 힘이 들고, 공기가 충분하지 않은 느낌이라면 저산소증을 의심해봐야 한다. 저산소증이 심할 경우 졸도하거나 사망에 이를 수 있다.

저산소증의 종류

■ 빈혈성 저산소증(Hypemic Hypoxia)

빈혈성 저산소증은 혈액이 충분한 양의 산소를 함유하여 신체 내의 세포들에게 전달할 수 없을 때 발생한다. "Hypemic"이란 "충분하지 않은 혈액(not enough blood)"을 의미한다.

산소분압은 정상 범위에 있으나 동맥혈의 산소 함량이 크게 떨어져 있는 저산소증으로, 혈색소가 정상 범위 이하로 감소한 빈혈의 경우와 일산화탄소, 시안화물 같은 독성물질에 의해 헤모글로빈이 산소를 정상적으로 운반할 수 없는 경우에 발생할 수 있다.

■ 울혈성 저산소증(Stagnant Hypoxia)

울혈성 저산소증은 동맥혈 내의 산소분압이나 산소 운반 능력은 정상이지만 모세혈관에 혈류가 정체되어 산소 공급이 저하되는 것으로 "Stagenant"란 "흐르지 않는"이란 뜻으로, 심박출량의 감소와 색전증, 외상, 혈관 수축, 정맥 폐쇄 등에 의해 발생할 수 있다. 비행 중에는 과도한 중력가속도(Acceleration of Gravity, G)에 노출되었을 때 이 울혈성 저산소증이 발생할 수 있고, 추운 온도 역시 혈액순환을 감소시키고 사지로 공급되는 혈액을 감소시킬 수 있다.

■ 조직독성 저산소증(Histotoxic hypoxia)

조직독성 저산소증은 혈액량, 장력, 혈액의 산소 공급은 정상이지만 조직의 세포가 산소를 제대로 이용하지 못하는 경우에 발생하며, "Histo"란 신체조직 혹은 세포를 의미하며, "Toxic"이란 독성이 있는 이란 뜻을 의미한다.

주로 시안 화합물의 독성에 의해 발생하지만, 세포성 호흡을 저해하는 모든 물질은 조직독성 저산소증을 일으킬 수 있다. 대표적인 물질로 알콜, 포름알데히드, 아세톤, 마약성 약물, 일부 마취제 등을 있다. 또한, 혈관 확장제를 과다하게 사용하면 세포 내 효소의 독성이 증가하여 조직독성 저산소증이 발생할 수 있다.

또한, 양주 스트레이트 1잔의 알코올을 섭취하거 되면 마치 몸이 생리학적으로 2,000 pt나 더 높은 고도에 있는 것과 동일한 영향을 준다.

■ 저산소성 저산소증(Hypoxic hypoxia)

저산소성 저산소증은 동맥혈액 내에 있는 산소분압이 정상보다 낮은 경우로, 호흡으로 유입된 공기 중의 산소 농도가 낮은 경우, 폐포 환기가 감소한 경우 혹은 폐포에서 가스교환 장애가 발생한 경우 또는 고열, 신진대사 항진 등의 원인으로 조직의 산소 소모가 증가한 경우, 이산화질소의 부작용으로, 전신마취 후 혹은 해피별룬 오남용으로 나타나는 확산성 저산소증이다.

항공에서의 경우 대기 중의 산소 함유율이 일정하긴 하지만, 산소의 분압은 대기압이 감소하면서 비례적으로 감소한다. 항공기가 비행하는 동안 상승할 때, 대기 중에 함유되어 있는 각 기체들의 함유율에는 변화가 없다. 하지만, 호흡 기관 내에서 기체들이 지나가는데 필요한 압력에서 가용한 분자들은 원래보다 더 적어지게 된다. 이렇게 충분한 압력에서 산소분자의 수가 적어지게 되면 저산소성 저산소증이 유발되게 된다.

저산소증의 치료

저산소증의 치료는 심혈관계와 호흡기계의 기능 회복과 적혈구 및 혈색소의 공급으로 혈액 내 산소분압을 높여 주기 위해 수혈 및 외부에서 추가적인 산소 공급을 실시한다.

호흡 정지가 일어났지만, 아직 심장박동이 멈추지 않은 경우에는 인공호흡을 실시하여 뇌에 충분한 산소를 공급한다. 만일 심장 작동도 멈추었다면 즉시 심폐소생술을 시행한다.

산소는 생명을 유지하는 데 꼭 필요한 물질이다. 우리 몸의 모든 기관과 조직의 기능 유지를 위해 반드시 일정 농도 이상의 산소가 있어야 한다. 공기 중에는 21% 정도의 산소가 포함되어 있다. 여러 가지 요인에 의해 산소 농도가 18% 이하가 되면 산소결핍 상태가 되고, 16% 이하가 되면 산소 부족으로 인해 두통, 구토, 어지러움, 기억력 감퇴, 소화불량 증상이 나타난다. 특히 산소 농도가 14% 이하가 되면 극도의 호흡곤란과 의식불명 상태가 되므로 산소마스크를 착용해야 할 정도로 움직임에 이상 현상이 나타난다.

고공 환경과 같은 극한의 환경에서 작업을 하는 조종사들은 저산소증, 과다호흡 증후군뿐만 아니라, 호흡과 관련되지 않은 감압병 등 여러 증상에 노출되기 싶다.

이러한 증상이 일어나지 않는 것이 가장 좋지만, 일어나지 않도록 항상 조심하고 일어난 후에도 적절한 치료를 한다.

4) 고공 환경에서의 순환기

순환계는 몸 안의 각 기관에 영양과 산소, 에너지 등을 공급하고, 생명 활동으로 생기는 이산화탄소, 노폐물 등을 호흡계통이나 비뇨계통으로 전달하여 몸 밖으로 배출하도록 혈액이나 림프액 같은 체액의 흐름을 담당하는 계통이다.

혈액의 순환은 심장의 운동에 의해 이루어진다. 순환 중인 혈액은 산소의 운반, 영양분의 공급, 대사과정에서 생긴 노폐물의 제거, 체온의 유지, 호르몬의 운반과 같은 역할을 한다.

순환계의 구조

순환계의 구조는 심혈관계와 림프계통으로 나뉘는데 심혈관계에는 심장 · 혈관(동맥·정맥 모세혈관·대동맥·대정맥·폐동맥·폐정맥) 혈액(혈장·적혈구·백혈구·혈소판)이 있고 림프계통에는 림프관 · 림프샘 · 비장 · 가슴샘 · 편도 · 파이어판 · 점막 관련 림프조직이 있다.

심장은 혈관을 통한 혈액이 흐름은 심장의 박동을 통해 이루어진다. 심장의 박동은 자율적이어서 심장을 체외로 척출하여도 적당한 조치를 하면 계속하여 박동한다. 이와 같은 자동성은 심장이 중추신경계의 지배를 받지 않고도 수축하는 능력이 있기 때문이다. 심장의 박동원의 동방결절 신경세포와 근육세포의 성질을 동시에 지니고 있어 주기적으로 심장 전체에 전류 자극을 보내 박동을 일으킨다.

심장은 우주공간에선 크기가 작아져 버리고, 지상에선 하체에서 상체로 혈액을 보내는 데 큰 힘이 필요하다. 무중력 공간에선 아주 간단하게 몸을 가로질러 혈액을 짜낼 수 있다. 따라서 심장은 지상에서처럼 많은 힘을 필요로 하지 않는다.

실제로 우주에 가게 되면 우리 몸은 지상과는 다른 많은 변화를 겪게 된다. 기본적으로 중력이 거의 없는 우주에서 얼굴은 붓고 머리카락은 붕 뜬 산발 상태가 된다. 혈압도 지상과 크게 달라진다. 지상에서 심장 혈압은 약 100 mmHg이고 머리는 약 70 mmHg, 다리는 심장의 두 배인 약 200 mmHg 정도지만, 우주에서의 혈압은 몸 어느 곳이나 약 100 mmHg로 유지된다.

순환계 질환

순환기질환은 심장 및 동맥계, 정맥계의 이상에 따른 질환이다. 체내의 장기는 거의 전부, 동맥과 정맥에 의해 순환되고 있으며, 호흡기인 폐의 순환상해는 넓은 의미로는 순환기질환이라고 할 수 있다.

순환기, 즉 심장 및 동맥계, 정맥계의 이상에 따른 질환으로 심부전증, 협심증, 심근경색 등의 심장병, 고혈압, 동맥경화증, 뇌졸중과 같이 심장 및 혈액순환과 관계가 있는 질병이며 순환기 질환의 위험인자는 스트레스, 흡연, 비만, 지방과 설탕의 과잉섭취, 운동부족 등 생활습관과 고혈압 당뇨병 고지혈증 등의 질병이라고 알려져 있다.

① 혈액, 체액의 변화

중력이 사라지면 다리로 몰리던 체액은 가슴과 머리로 솟구쳐 오르면서 목의 정맥은 부풀어 오르고 얼굴도 붓는다. 또한, 심장을 비롯한 다른 기관들도 커지게 되고 그렇게 되면 신체는 체액이 늘어난다고 판단해서 이를 배출하기 시작하는데 이때, 칼슘, 전해질, 혈장 등이 빠져나간다. 혈액 속 적혈구의 양도 감소하면서 약간의 빈혈기가 생기고 심장박동도 불규칙해져서 혈액순환이 원활히 이루어지지 않게 된다. 이런 이유 때문에 실제 우주에서 귀환한 우주인들의 혈색은 약간 창백하다고 한다.

지구상에서는 중력 때문에 하체에서 흐르는 혈액이 상체로 이동하는 데 어려움을 느낀다.

따라서 판막 등이 존재하여 하체의 혈액을 상체로 보낸다. 그러나 무중력 상태에서는 혈액의 이동이 매우 느리고, 판막 때문에 혈액이 상체에 집중되는 현상이 발생한다. 따라서 상반신의 혈압이 상승하게 되고, 조직세포로의 물질이동이 잦아져서 조직세포 사이 간격이 벌어지게 되어 전체적으로 얼굴이 붓는다. 다른 중요한 효과는 혈액순환 문제, 심장혈관 계통의 둔화, 적혈구의 생산 감소를 포함해서 균형 성장 장애, 면역체계의 약화, 수면 방해 등이 있다.

② 체위성 비관용

우주 비행사들이 우주 비행을 마치고 지구로 귀환 하면서 지구의 중력의 영향을 받게 되는데, 이때 우주 비행사들은 저혈압의 한 형태인 체위성 비관용을 겪게 된다. 우주 비행사들은 많은 경우에서 지구에 착륙한 이후에 심장 기능이 즉각적으로 적절한 기능을 하지 못하는 경우가 있다. 어떤 우주 비행사들은 착륙 시 제대로 서 있을 수 없으며, 심한 경우에는 지구 귀환 이후에 며칠에서 몇 주간의 회복이 필요한 경우도 있다. 이러한 체위성 비관용은 비행 도중 탈출이나 우주 비행간 신체적 운동이 필요한 급박한 상황에서 심각한 문제를 일으킬 수 있다.

우주 비행사들이 지구 중력의 영향을 받게 되면, 혈액은 중력 의존적인 정맥과 동맥을 채우게 되고, 이는 곧 심장의 전부하를 감소시키는 원인이 된다. 체위성 비관용을 야기하는 이러한 요인들은 심장과 동맥, 정맥의 구조적, 기능적 적응에 영향을 미친다. 또한, 림프계의 변화와 혈액 부피 조절 메커니즘, 그리고 신경, 호르몬적으로 균형을 이루려는 인체의 조절 기능의 부조화가 이러한 체위성 비관용을 초래한다.

Baevsky의 연구

- Baevsky 등은 우주비행사들의 혈압, 심박동수, 심 박동수 변화성을 조사하였다. 이들은 연구에서 8명의 우주 비행사에 대해 우주비행 시간동안 혈압과 심전도, 광혈량측정기를 이용한 호흡수를 측정하여 보고하였다. 연구 기록은 비행 60일 전, 30일 전, 비행 중에는 4주 간격으로, 비행 후에는 3일과 6일째 각각 측정하여 기록하였다.
- 비행 전과 비행 중 5개월째 측정값을 비교해 보았을 때, 심박동수는 차이를 보이지 않았지만, 호흡수와 혈압은 의미 있는 감소를 보였다. 우주 비행사들은 무중력 상태에서 체액이 머리 쪽으로 이동하게 되어 머리 무엇인가 꽉 차여있는 듯한 느낌을 가지게 되고 안면 부종이 나타났다. 또한, 우주 비행 동안 하지에 부피는 감소하였다.

우주 비행 후 하루 24시간 동안 혈장은 17% 감소하였다. 이러한 결과는 일시적으로 혈액 중 헤마토크릿이 증가를 일으키고, 이것은 적혈구 생성 촉진 인자의 분비를 감소시켜 결과적으로 적혈구 수치의 감소를 가져오게 된다. 우주 비행에서의 이러한 현상은 결과적으로 체액 성분의 변화를 일으키고 결국, 총 혈액 부피가 10% 감소하게 된다.

Eric의 연구

- Eric 등은 우주 비행사들을 대상으로 비행 전, 비행 중, 비행 후 동맥의 순응도를 측정하였다. 체위성 비관용을 경험하는 우주 비행사와 경험하지 않는 우주 비행사들을 비교하였다. 체위성 비관용을 경험하지 않은 우주 비행사들은 비행 전과 착륙 당일 측정한 동맥 순응도에 큰 변화를 보였다. 하지만 이와는 대조적으로 체위성 비관용을 경험한 우주 비행사들은 의미 있는 변화가 없었다. 그리고 체위성 비관용의 경험을 한 그룹과 경험을 하지 않은 두 그룹 간 비행 전 동맥 순응도는 차이를 보였다.

③ 부정맥

우주 비행이 장시간 지속될 경우, 비행사는 무증력 상태가 지속되고, 이는 생명을 위협할 위험에 처하게 될 수 있다. 무중력 상태에서 우리의 신체는 전해질 구성의 변화, 신경학, 호르몬학적인 변화, 그리고 심장근육세포, 세포 결합성, 세포 외 물질들의 변화들로 인하여 심장의 전도, 재분극의 변화로 인해 결국 우주 비행사들의 부정맥을 일으킬 수 있다.

Hastings의 연구

- Hastings 등은 4명의 우주 비행사에게 24시간 홀터 심전도 측정 장비를 몸에 부착한 상태로 비행 2일 전, 후 그리고 비행 중 심전도를 측정하고 기록하였다. 기록 결과는 비행 전과 비해 비행 중, 후에 이소성 심장박동의

증세를 보였다. 실험에 참가한 우주 비행사들은 과거심혈관계 증상이 전혀 없었던 사람들이었으며, 비행 전 이소성 심박동의 증세가 있다면 탑승자체가 허락되지 않았다. 결국, 우주에서의 환경이 건강한 사람에게 부정맥을 일으킬 수 있음을 확인시켜주는 의미 있는 연구였다.

④ 심장기능의 감소

우주 비행을 할 경우, 경험하게 되는 현상 중 하나는 무중력 현상이다. 무중력 상태가 오랜 시간 지속되면, 심혈관계의 재형성과 관련해 심장 근육량이 심각하게 감소한다는 연구 결과가 있다. 이러한 심장 근육량의 감소는 심장 근육 세포 수, 세포의 크기 및 결합 구조의 변화를 가져온다.

▪ 협심증

협심증은 심장혈관이 동맥경화증, 혈전, 경련수축(연축) 등의 원인에 의해 협착되어 심근에 허혈이 생기면서 나타나는 질환이다. 협심증의 세 가지 형태는

① 동백경화증 때문에 만성적으로 협착이 되어서 생기는 안정형 협심증

② 죽상경화병변이 파열되어 혈전이 생기게 되고, 급작스럽게 협착이 심해져서 생기는 불안정형 협심증

③ 죽상경화병변이 별로 없음에도 불구하고 혈관의 연축에 의해 혈류 장애가 발생하여 초래되는 변이형 협심증

협심증의 원인으로는 내피세포가 손상되고 기능이 떨어지면 관상동맥 안을 흘러가던 혈액 속에 포함된 혈소판 및 대식세포가 활성화되면서 만성적으로 동맥경화증이 진행되고 이에 더하여 동맥경화반이 과열되면 급성으로 혈전증이 잘 생기며 이러한 협착에 의해 관상동맥의 70% 이상이 막히게 되면, 심근의 일부가 허혈상태에 빠지게 되고 관상동맥의 혈류가 원활하지 않아 흉통 등의 증상을 일으키는 협심증이 발생하게 된다.

협심증의 증상은 환자 대부분 급성 통증 또는 운동이나 활동 시에 발생하는 통증을 호소하며 대개 '가슴이 쥐어짠다', '가슴이 싸한 느낌이 든다'고 호소하며, 주로 가슴의 정중앙 또는 약간 좌측 부위에 통증을 호소하는 경우가 많다. 그러나 이러한 증상 없이도 '명치가 아프다' 또는 '턱 끝이 아프다'라고 호소하는 경우도 있고, 전형적이지는 않지만 '속이 아프다', '가슴이 쓰리다'고 호소하는 환자도 있다.

저기압 환경에서는 헤모글로빈에서 산소 해리가 잘 일어나며 심장박동수가 늘고 심장 박출량이 늘어 혈장량이 감소한다. 저기압 환경에서의 지견반응은 산소운반과 이용률의 상승으로 조직세포의 산소 이용률이 증가하기 때문에 협심증에 관련된 급작된 협착이 발생하기도 한다.

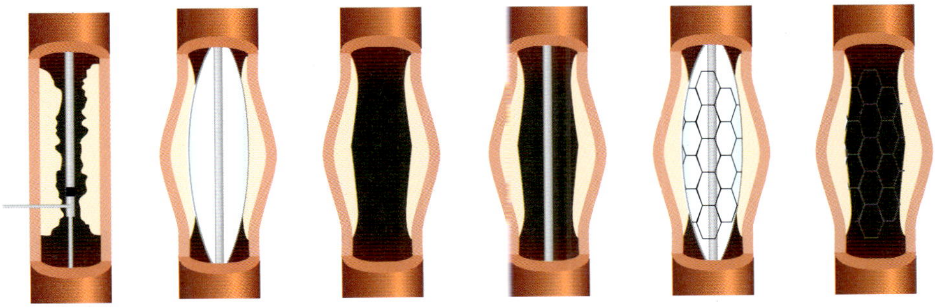

협심증에 의한 혈관 협착

협심증의 치료법은 크게 약물치료와 협착이 심한 혈관을 넓혀주는 관혈적 치료로 나뉘며 심혈관성혈술 및 스텐트삽입술은 요골 또는 대퇴동맥을 통하여 심혈관조영술을 시행하여 폐색 또는 협착된 혈관을 찾아낸 후 혈관 안으로 도관을 삽입하여 풍선과 스텐트라는 철망을 이용하여 혈관을 넓히는 시술이다. 대부분의 병원에서 1주일 이내에 퇴원할 수 있으며 빠르면 이튿날 퇴원할 수 있으며 또한 혈관이 매우 좋지 않거나 심혈관성혈술 및 스텐트삽입술을 시행하기에 적절하지 않은 경우에는 관상동맥 우회로 수술이 대안이 될 수 있다.

⑤ 체액 이동과 손실

체액은 하지에서 상지, 머리 쪽으로 이동하게 된다. 이러한 체액의 이동은 인체 내의 압력수용체를 자극하여 이뇨 작용을 일으켜 우주 비행 초기 며칠 동안 약 2 L의 체액 손실을 야기시킨다. 또한 수분 섭취의 감소, 신체의 갈증 메커니즘의 변화로 인하여 체액 손실이 증가하게 된다. 그러나 우주 비행 중 필요로 하는 에너지는 변화가 없기 때문에, 이러한 체액 손실은 심각한 문제를 일으킬 수 있다. 체액 분포의 변화는 나트륨과 칼륨의 불균형을 초래하고, 이는 자율 신경계와 세포의 활동 전위를 교란시킬 수 있다. 그리고 우주 비행과 관련해 가장 흔한 문제는 비뇨기과적 합병증이다.

우주 비행사들은 이후에 많은 갈증에 대한 인체의 반응도가 달라지고 무중력 상태에 충분한 수분 섭취가 제한됨에 따라 적절한 요량을 유지하기 위한 체액 유지에 실패하게 된다. 요량은 감소하고, 칼슘은 뼈에서 재흡수 되어 증가하게 되고, 소변은 통한 칼슘 배출 감소로 신장 결석을 초래한다.

⑥ 하지정맥류

하지정맥류는 인체의 정맥이 어떤 원인에 의해 혹처럼 확장되고 부풀어 오른 것을 말하며 짙은 보라색 또는 파란색으로 꽈배기 모양으로 튀어나오며 모든 정맥은 정맥류가 될 수 있으며, 주로 하지와 발의 정맥에 발생하며 이것을 "하지정맥류"라고 한다.

일반적으로 종아리 뒤쪽이나 다리의 내측에서 발견되며 이는 정맥의 혈류를 심장 방향으로 흐르도록 조절하는 정맥 내의 판막이 적절한 기능을 수행하지 못하게 되면서 발생된다고 할 수 있다. 혈액이 정맥 내에 고이면서 압력이 증가하고, 정맥이 확장되어 발생하는 질환이다.

비행 시 발생하는 심부정맥혈전증과 하지정맥류는 기압의 변화, 즉 비행기 내의 낮은 압력 때문에 발생하게 된다. 낮은 기압은 우리 몸을 부풀게 하며 기압의 변화로 인해 신체가 압박을 받게 되면서 혈액순환이 나빠지게 되고, 신체의 수분이 다리 쪽으로 쏠리기 때문에 생기는 질환이다. 이런 다리 부종을 줄이기 위해서는 기내용 슬리퍼 착용으로 발에 가해지는 압박을 줄여주고 발목 또는 발가락을 오므렸다 폈다 반복하며 혈액순환을 촉진시켜 주는 것도 좋은 예방법이며 이외에도 의료용 압박스타킹 착용, 적당한 수분 섭취 등 작은 실천 등으로 다리 부종을 예방할 수 있다.

⑦ 다리 부종

비행기 안에서 오랜 시간 앉아가다 보면 몸과 특히 다리 발목 쪽이 많이 붓는데 발목 부음증 그리고 종아리와 허벅지의 정맥에 발생한다. 하지만, 골반이나 팔의 정맥에서도 발생하는 경우가 있으며 대부분 다리에서 많이 발생하는 심부정맥혈전증의 증상은 갑자기 다리가 심하게 붓고 탱탱해지며 걷거나 심한 경우 가만있어도 통증이 느껴지며 심한 경우 다리의 피부가 붉은색이나 파란색으로 변하며 피부에서 열감이 느껴지는 것이 이 질병의 증상이며 대체로 이런 증상은 한쪽 다리에서만 발생한다.

5) 고공 환경에서 발생할 수 있는 질환 해결방안

주요 항공사 통계에 의하면 심혈관질환, 신경질환, 폐질환이 비행기 긴급 착륙의 주요 원인이다. 국토교통부에 따르면 최근 3년간 비행기 탑승객 요청에 의해 이륙 전 탑승을 취소한 사례의 55%는 공황장애나 심장이상 같은 건강상 이유인 것으로 조사됐다. 미국 항공기 승객이나 승무원이 비행 중 사망하는 사고의 86%는 심장마비이다.

비행기 탑승 시 주의해야 할 건강 관리법과 응급상황 예방 및 대처법에 대하여 살펴보면

천식, 만성 폐쇄성 폐질환이 있다면?

비행기 내부는 5~15% 정도의 낮은 습도로 인해 코와 후두의 보호 점막이 건조해져 세균 침투에 취약해진다. 밀폐된 공간에서는 전염성이 높아 감기나 호흡기 질환에 걸릴 위험도 높다.

고도 10,000 m의 기내에는 기압 감소로 인해 혈중 산소농도의 지표가 되는 산소분압(PaO_2)이 53~64 mmHg까지 낮아지게 되고, 천식, 만성 폐쇄성 폐질환이 있으면 호흡곤란, 가슴통증 등을 겪을 수도 있다.

비행기 내에서의 호흡기 질환 예방을 위해 충분한 수분 섭취와 청결을 유지하는 것이 중요하다. 또한, 비행 전후 손을 씻고 기내에서 물이나 주스를 자주 마시며 마스크를 착용하는 것이 좋은 방법이다. 장거리 비행은 고도가 더욱 높고 필요 산소량이 많기 때문에 천식, 만성 폐쇄성 폐질환자는 휴대용 산소발생기(POC)를 준비해야 한다.

비행공포증 있다면?

폐쇄공포증, 공황장애, 비행공포증은 비행기 같은 좁은 공간에서 있다 보면 갇혀서 탈출할 수 없다는 공포감에 불안과 호흡곤란, 또는 공항 발작 증상이 나타난다.

이러한 이유로 비행공포증이나 공황장애, 폐쇄공포증으로 치료 중에 있거나, 과거 진단을 받고 치료 경험이 있는 사람의 경우에는 비행기 탑승권을 발권할 때 복도 석이나 탑승구 좌석을 확보하고 공항 도착, 체크인, 탑승 등 모든 과정에 시간적 여유를 두고 마음을 가다듬는 것이 중요하다.

탑승 시에는 가급 적 카페인이나 알코올은 섭취하지 않는 것이 좋으며, 평상시 복식 호흡법을 익히고 수시로 비행기 복도를 걸으며 스트레칭을 하는 한편, 편안하고 행복했던 순간이나 장소 등을 떠올리는 것 또한, 비행기 탑승 시 일어날 수 있는 여러 상황들에 대한 예방차원에서 도움이 될 수 있다. 필요한 경우에는 여행 전에 정신건강의학과를 방문하여 의사와의 상담 후, 비상약을 처방받아 비행기 탑승 30분 전에 미리 복용하거나 불안이 발생하는 경우 바로 복용할 수 있도록 소지하는 것도 좋은 방법이다.

비행기 내 환경은 약 2,000 m 높이의 산 정상과 비슷해 기압과 산소 분압이 지상에 비해 떨어진다. 따라서 심근경색, 협심증, 심부전 등 심혈관계 질환 및 심장 수술을 받은 경우, 만성 폐쇄성폐질환, 천식, 폐렴, 폐수종, 기흉 등 호흡기계 질환자, 뇌졸중, 뇌종양 등의 신경계 질환자 및 뇌수술을 받은 경우에는 여행 전 병원을 찾아 필요한 약품 등을 소지하고, 항공 여행을 위한 의사소견서를 주치의로부터 받아둘 필요가 있다.

전 세계적으로 항공우주영역에 대한 인류의 관심과 도전에 박차를 가하고 있는 현시점에서 항공우주의학 분야의 발전과 국가 차원에서의 개발 지원은 반드시 필요하다.

국내 항공우주의학 분야도 한국 최초 우주인 사업을 통해 많은 관심과 저변이 확대되고 있으나 아직도 항공우주의학 분야에 대한 국내 의료인들의 관심과 참여와 더불어 국가적인 투자가 절실히 요구되고 있다. 희망적인 것은 공군을 중심으로 전문가 배출은 물론 공군 항공우주의료원이 국내 항공우주의학의 전문성을 유지하며 미래를 준비하고 있다는 것이다.

항공을 이용하는 인구의 증가와 함께 우주산업에 대한 많은 사람들의 관심이 증가하는 현실에서 항공의료인들의 전문성이 더 요구되며, 향후 국내 군, 민간의료영역과의 긴밀한 협조관계를 통해 차분히 발전되어야 한다.

국내 의료 각 분야의 전문가들의 이해를 확대하여 미개척 의학 분야가 국가적 경쟁력이 확보되어야 한다.

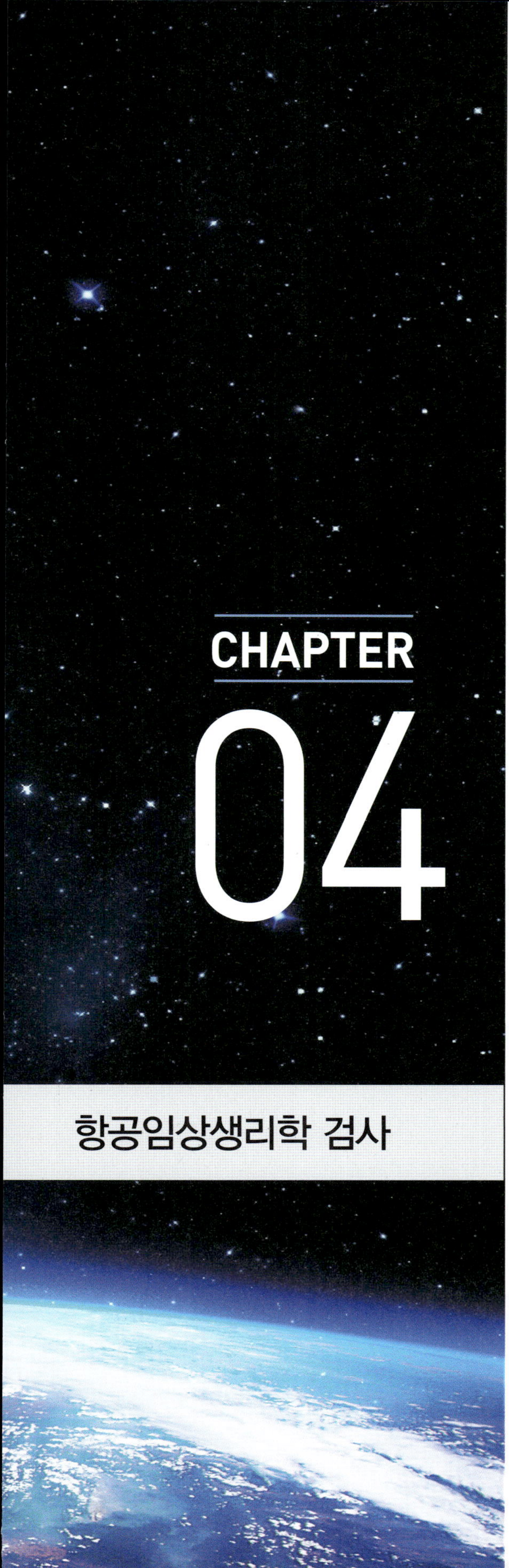

CHAPTER 04

항공임상생리학 검사

1. 심전도(electrocardiography, EKG) 검사
2. 뇌파검사(electroephalography, EEG)
3. 근전도검사(Electromyography, EMG)
4. 폐기능검사(Electromyography, EMG)
5. 수면다원검사(Polysomnography, PSG)
6. 비디오안진검사(Videonystagmography, VNG)
7. 심장초음파검사(Echocardiography, ECO)
8. 청력검사(Audiometry)

CHAPTER

04 항공임상생리학 검사

1 심전도(electrocardiography, EKG) 검사

1) 정의

심박동의 주기 중에 일어나는 심장의 전기적 활동 상태를 그래프상에 나타낸 것을 심전도라고 한다. 심박동과 관련된 전위를 신체 표면에서 도형으로 기록한 것으로, x-ray 검사와 더불어 심장병의 진단과 특히 심박동이 불규칙한 심장 부정맥의 진단에 필수적인 검사이다. 가장 일반적인 표준 12유도 심전도 외에 운동부하 심전도, 24시간 심전도(홀터 심전도)가 있다.

안정 시 심장근육 세포의 안쪽은 음전극(negativecharge)을, 바깥쪽은 양전극(positive charge)의 분극상태를 유지한다. 이러한 분극상태는 소디움(Na^+)이 세포막으로 이동하면서 깨지게 되어 탈분극 (depolarization)이 시작되고, 이때 심근의 수축이 일어나게 된다. 이때 심전도 상에는 구별할 수 있는 세 가지의 파장이 형성된다.

- P파는 SA node를 통해 심방에 전달된 자극이 심방을 탈분극(depolarization)시키면서 나타나는 파장이다. P파는 약 0.08초 정도 소요되며, P파가 시작되고 약 0.1초 후 심방은 수축한다.
- QRS 파는 심실의 탈분극시 나타나며, 심실수축 이전에 실행되어진다. 또한 QRS 파가 복잡하게 나타나는 것은 심근 및 심장 전도계의 구조적 특징 때문이고 소요시간은 약 0.008초이다.
- T파는 심실의 재분극(repolarization) 시에 나타나며 약 0.16초 정도 소요된다. 재분극은 탈분극보다 천천히 진행되어, QRS파 보다 길게 벌어지고 진폭도 보다 낮게 나타난다. 또한 심방의 재분극은 크기가 작고 큰 QRS파에 가려져 나타나지 않는다.
- P-R 분절(interval)은 심방의 수축으로부터 심실의 수축이 일어나기까지의 시간으로 약 0.16초가 소요된다.
- S-T 분절(interval)은 심실의 탈분극에서 재분극까지의 시간과 심실의 수축시간을 말한다.

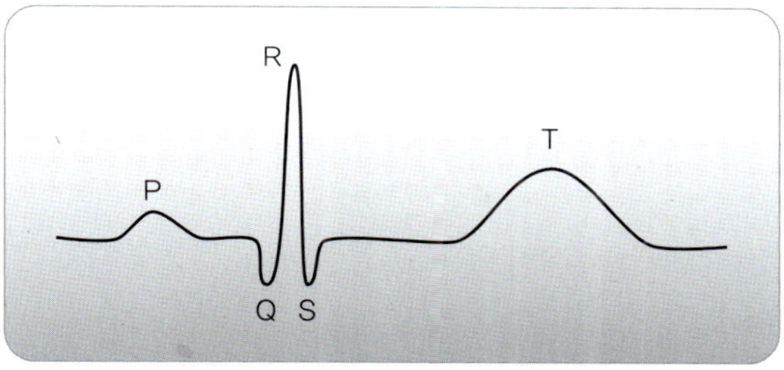

심전도 파형

표준 12유도 심전도는 가장 표준적인 심전도 검사 방법으로, 표준사지유도 6개와 흉부유도 6개 총 12개(표준유도 I, II, III, 사지유도 aVR, aVL, aVF, 흉부유도 V1, V2, V3, V4, V5, V6)를 편안하게 누운 상태에서 양쪽의 손목, 발목, 가슴에 부착하고, 두 부위 간의 전위차에서 얻은 신호를 그래프 형태로 기록한다. 표준 유도와 사지유도는 심장 전면의 심전도를 기록하며, 흉부유도는 수평면의 심전도를 기록한다. 기록시간이 짧기 때문에 자주 일어나지 않는 심장의 전기적인 현상은 발견되지 않을 수 있다.

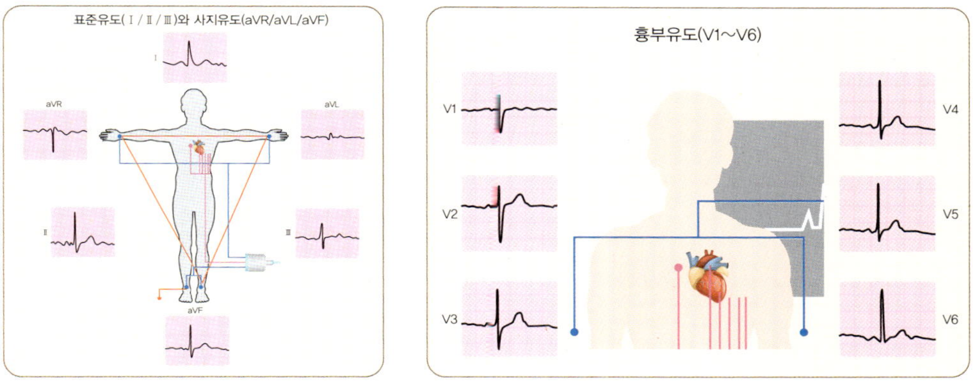

표준 12유도

운동부하 심전도 검사는 협심증, 심근경색과 같은 관상동맥 질환이나, 부정맥의 진단 및 치료를 위해 시행하는 검사이다. 전형적인 협심증은 안정 상태에서는 증상이 나타나지 않다가 활동하면 증상이 나타나는 질환이다. 그러므로 안정 상태에서 시행한 심전도 검사만으로는 협심증을 진단하는 데 한계가 있다. 따라서 활동 시의 심장 상태와 비슷하게 심장에 부하를 주는 상황을 만들기 위해 실제 운동을 하면서 심전도, 심박수 및 혈압을 측정하는 검사이다. 부정맥 환자에서는 운동 시 부정맥 유발 여부도 확인할 수 있다.

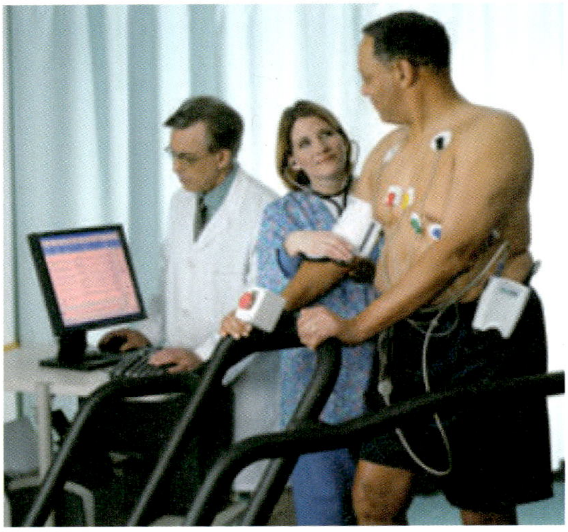

운동부하심전도 검사

홀터심전도(24시간 심전도검사)는 환자가 하루 동안 일상생활을 하면서 24시간 동안의 심장박동을 작은 휴대용 기계에 저장하여 분석하는 방법으로 심전도를 기록하는 방법으로 자연 발생하는 부정맥의 진단에 가장 적합하다. 이 검사는 가끔 나타나는 부정맥의 진단, 부정맥과 일상생활과의 관련성, 항부정맥 치료 효과의 판정, 인공박동기의 기능 판정 및 급성 심근경색증 환자의 향후 급사 위험의 판정에 효과가 있다.

시간에 따른 활동내용을 일기장에 기록하고 현기증, 실신, 흉통이나 두근거림 등의 증상이 나타날 경우, 기록계의 버튼을 눌러 표시한다. 기계 부착 후 24시간 후에 병원에 가서 기계반납과 함께 기록된 내용을 판독하고 분석 후 담당 의사에게 결과를 확인하게 된다. 기계 착용 중 평상시처럼 활동은 가능하나 전기기구 사용이나 샤워 등은 피해야 한다.

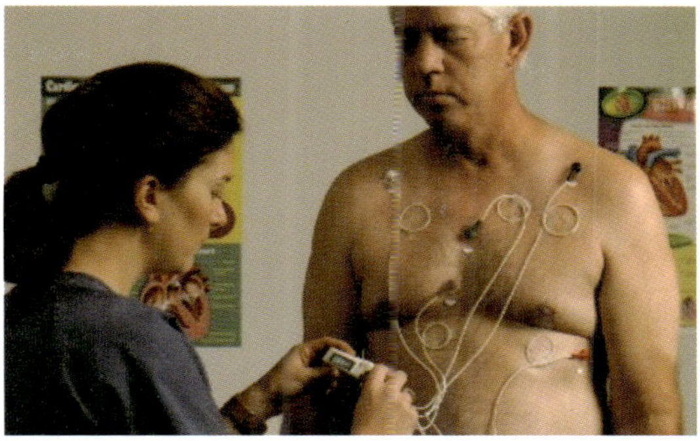

24시간 홀터심전도

심전도 검사는 전극 유도 방법 및 부위에 따라 나타나는 파형이 각각 다른데, 피부표면에 전극을 부착하여 심장에서 나타나는 전기적 활성도를 감지하는데, 순환기 질환의 진단에 많은 검사들이 이용되고 있으나 그중에서도 심전도는 많은 장점을 가지며 임상에서 가장 많이 사용되는 검사이다. 심전도는 정확하고 간단하며, 재현성 있고, 쉽게 반복하여 기록할 수 있으며, 검사 비용이 비싸지 않은 비침습적 검사이다. 심전도는 부정맥과 관상동맥질환(심장동맥질환)의 진단에 가장 많이 사용되고 있다. 심방확장 및 심실비대의 진단에는 심장초음파, CT, MRI 등으로 더욱 정확히 진단할 수 있으나, 심장 환자들의 경과를 관찰하는 데는 심전도가 매우 유용하다.

부정맥이 간헐적으로 발생하는 경우 한 번의 심전도 검사만으로는 부정맥을 진단하는 데 불충분할 수가 있어 일상생활을 하는 중에 심전도를 기록하는 것이 중요하다. 이를 위해 일정 기간 동안 심전도를 연속적으로 기록하는 홀터 기록과, 오랜 기간 관찰해야 할 필요가 있을 때는 사건이 있을 때만 기록하는 사건기록 심전도의 방법이 있다. 이렇게 활동 중에 환자의 심장율동을 기록하면 부정맥을 진단하고 환자의 증상과 부정맥의 연관성을 규명하는 데 도움이 되며, 치료 약제를 사용하는 경우에는 그 효과를 판정하는 자료가 된다.

운동부하 심전도는 운동을 통하여 심장에 부하를 주었을 때 나타나는 심전도 변화를 통해 심장질환을 진단하고 치료에 대한 평가를 하기 위한 검사법이다. 주로 허혈성 심질환의 진단 및 예후 판정에 널리 이용되고 있고, 그 외에도 환자의 운동기능을 결정하여 운동처방을 위한 정보를 얻기 위해서 시행되고 있다.

2 뇌파검사(electroephalography, EEG)

1) 정의

뇌파검사는 대뇌에서 발생하는 자발적인 전기활동을 기록함으로서 대뇌의 기능을 간접적으로 이해하고, 다양한 뇌 질환을 평가하는 검사이다. 신경계에서 나타나는 전기적 활동은 크게 두 가지로 나뉘는데, 하나는 시냅스 후 뉴런전위(postsynaptic potential)이고 다른 하나는 활동전위(action potential)이다. 뇌파는 여러 신경세포가 동시에 활동하여 나타나는 전기적 현상을 기록하게 되므로 빠른 시간에 변화하는 활동전위는 뇌파에서 기록될 정도의 영역전위(field potential)를 만들지 못한다. 따라서 뇌파에서 기록되는 파형은 시냅스후 뉴런전위에 의해서 발생하는 영역전위이다. 대뇌피질에서 신경세포 간에 흥분성 시냅스후 뉴런전위가 형성이 되어 있는 경우 뉴런의 세포막은 어느 정도 탈분극이 될 것이며, 이때 세포 밖의 Na^+이 세포 내로 이동하게 된다. 두피에 붙어 있는 뇌파 전극은 세포 밖의 변화만을 감지하므로 이 전극은 양이온 Na^+이 세포 내로 사라지는 것을 기록하여 상대적으로 음극성의 전위를 기록하게 된다.

간질발작의 초점에 해당하는 부위에 있는 세포들은 Ca^{2+} 채널과 Na^+ 채널을 이용하여 길게 반복되는 탈분극을 갖는 특성이 있으므로 이때에는 막대한 양의 Na^+이 세포 내로 이동하게 된다. 따라서 발작 초점에 해당되는 부위에 붙어 있는 전극은 큰 음극 전위를 기록하게 된다. 간질파는 대개 두피에서 음성 전위가 가장 큰 부위로 나타나게 되므로 가장 큰 진폭을 보이는 영역이 간질파의 초점에 해당된다.

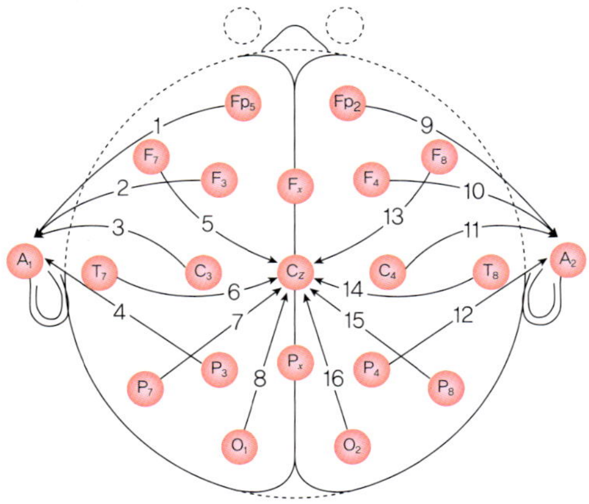

No.	입력 1	입력 2	No.	입력 1	입력 2
1	FP_1	A_1	12	P_4	A_2
2	F_3	A_1	13	F_8	Cz
3	C_3	A_1	14	T_8	Cz
4	P_3	A_1	15	P_8	Cz
5	F_7	Cz	16	O_2	Cz
6	T_7	Cz	17	심전도(EKG)	
7	P_7	Cz	18	Fz	A_1
8	O_1	Cz	19	Cz	A_1
9	FP_2	A_2	20	Pz	A_1
10	F_4	A_2	21	Resp.	
11	C_4	A_2			

기본 몽타주

전위차를 기록하는 방법을 몽타주(montage)라고 부르며 기준몽타주(referential montage)는 하나 또는 둘, 경우에 따라서는 여러 전극의 평균전위를 기준으로 잡고 각각의 전극과 기준전극과의 전위차를 뇌파로 표시하는 방법이다.

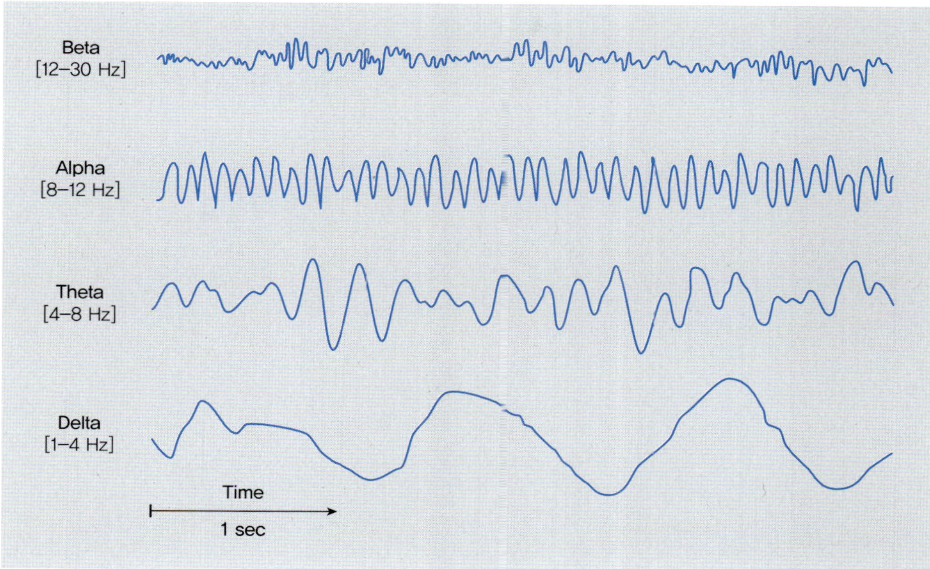

뇌파 주파수

뇌파에서 관찰되는 파는 주기(frequency)에 따라 alpha(α), beta(β), theta(θ), delta(δ)로 나눈다. α파는 8에서 13 Hz에 해당되는 파이며 3세 이상의 연령에서 각성상태에서 눈을 감고 편안히 있는 경우에 뒤통수부위에서 잘 관찰되는 파이다. β파는 13 Hz보다 빠른 파를 말하며 θ파는 8 Hz 미만 4 Hz 이상의 파를 가리킨다. δ파는 가장 느린 파로 4 Hz 미만의 파를 말한다. 느린 파는 수면 중이나 뇌의 이상소견이 있는 경우에 나타난다.

비정상적인 뇌파 중에 가장 특징은 간질파이다. 발작 시 나타나는 간질파는 뾰족한 정도에 따라 극파(spike)와 예파(sharp wave)로 나뉘며 극파는 파형의 길이가 20~70 msec인 경우이고 예파는 70~200 msec인 경우를 말한다.

모든 간질 환자에게 이러한 간질파가 나오는 것은 아니며(대략 70%에서 양성) 또한 정상적인 1% 정도는 간질발작이 없는 경우에도 간질파가 관찰될 수 있다.

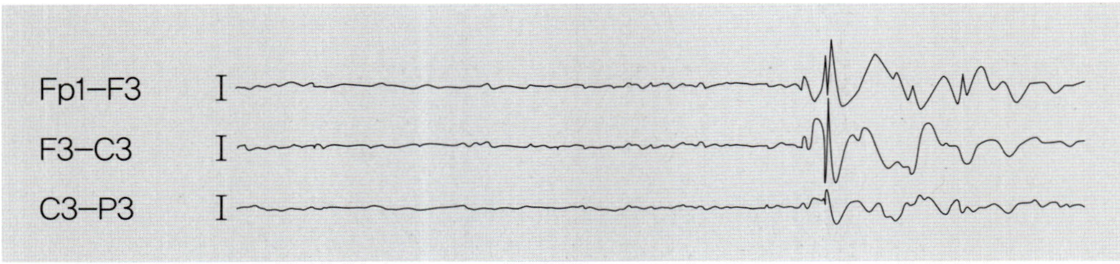

극파

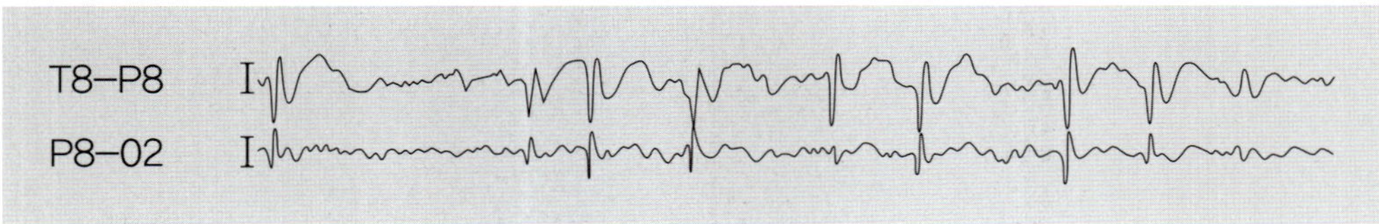

예파

2) 뇌파검사의 임상적 의의

- **간질(Epilepsy)의 진단과 약물 효과 :** 대발작, 결신발작, 간대성소발작, 측두엽간질, 잭슨간질, 자율신경발작, 레녹스 증후군, 웨스트증후군 등
- **뇌종양 및 뇌출혈의 진단 :** 뇌 또는 두개 내에서 발생하는 질환
- **뇌의 외상정도와 예후 :** 뇌진탕, 뇌좌상, 두개골절
- **감염증성 뇌질환 진단과 예후 판정 :** 수막염, 급성 및 아급성 뇌염

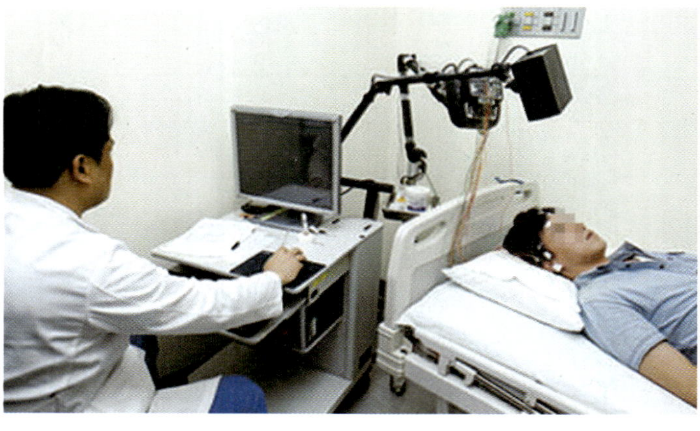

뇌파검사

- **정신과 영역의 연구 :** 이상성격자
- **수면이상 :** 발작성 수면(narcolepsy), 불면증, 수면무호흡증

3) 검사방법

뇌파검사는 차폐된 공간에 눕거나 앉아 머리에 전극을 붙인 상태에서 가만히 눈만 감고 있는 상태에서 시행되며, 검사 소요시간은 약 20분 정도이다. 얕은 수면 단계에서 이상뇌파가 가장 잘 나타나므로, 어둡고 조용한 상태에서 검사가 이루어지게 된다. 검사 도중 눈을 감거나 뜨도록 하는 경우가 있는데, 이는 시각자극에 의한 뇌파의 변화가 정상적인지 확인하기 위한 것이다. 때에 따라서는 검사도중 반복적으로 빛 자극을 주거나 과호흡을 하게 하는데, 이는 특히 소발작의 진단에 유용하고, 숨겨진 비정상 뇌파소견을 잘 관찰할 수 있기 때문이다.

① 두피와 얼굴에 검사용 크림을 바르고 약 30여 개의 전극을 부착한다.
② 검사 중에는 눈을 감고 머리를 움직이지 않은 상태로 침대에 편안히 눕는다.
③ 검사는 눈을 뜨거나 감도록 하고, 짧은 빛 자극이 주어지며, 심호흡을 3번 정도 한 후 수면을 하듯이 누워있게 된다.
④ 검사는 끝나면 전극과 거즈를 제거한 후 뇌파 세면실에서 두피에 바른 크림을 지우기 위해 머리를 감는다.
⑤ 검사는 종류에 따라 약 40분~1시간 정도 걸린다.

3 근전도검사(Electromyography, EMG)

1) 정의

근전도검사는 신경과 근육에서 발생하는 전기적 신호를 기계를 통해 분석하여 말초신경이나 신경 주변 및 근육에 이상이 있는지 보기 위한 검사이다. 우리 몸은 신경을 통해 근육을 조절하는데 전기적인 신호를 신경을 통해 전달하여 이와 연결된 근육의 특정한 반응을 조절한다. 또한, 외부자극에 대해 감각기관을 통해 전환된 전기적인 신호를 신경을 통해 전달하여 감각을 느끼게 된다. 이러한 신경, 근육의 문제는 몸의 운동, 감각의 다양한 문제를 야기할 수 있다. 운동을 위한 기본 활동단위를 '운동단위(motor unit)'라고 하며, 이는 척수 내의 전각세포,

축삭과 수초로 이루어진 신경섬유, 신경-근육 접합부, 그리고 이에 속하는 모든 근섬유를 통틀어서 말한다. 근전도검사에서는 위와 같은 운동단위 내의 모든 병변을 검사하며 그 병변의 위치가 어느 곳인지 또한 어느 정도로 심한 상태인지, 그 병의 진행여부 및 회복여부를 판별할 수 있으며, 특히 근육, 말초시경, 근육신경접합부의 질환을 진단하거나 치료반응 평가, 경과 추적 관찰하기 위해 시행한다. 대표적인 질환으로, 손목관 증후군, 허리디스크, 루게릭 병, 근무력증 및 여러 가지 유전성 혹은 염증성 말초신경병증 등의 진단을 위한 것으로 임상에서 매우 중요하게 다루어지고 있는 검사이다.

근전도검사는 신경전도검사(NCS; nerve conduction study), 침근전도검사, 유발전위검사 등으로 구성되며, 신경전도검사는 피부에 전극을 부착한 뒤, 신경에 전기 자극을 가하여 발생하는 전기신호를 분석하는 검사이며, 침근전도검사는 피부에 전극을 부착한 뒤 침 전극을 근육에 삽입하여 근육에서 자발적 혹은 수의적으로 발생하는 전기신호를 연속적으로 포착하여 분석하는 검사이다.

신경전도검사는 말초신경의 한 부위에 자극을 가했을 때 발생되어 전이되는 활동전위를 신경 또는 근육의 일정부에서 기록하여 신경전달 경로상의 이상 유무를 변별하는 검사이다. 대체로 활동전위의 잠복기, 진폭, 전도속도, 지속시간, 모양 및 면적 등을 측정하여 정상치와 비교, 평가한다. 신경전도검사에는 운동신경, 감각신경, 혼합신경전도검사가 있다.

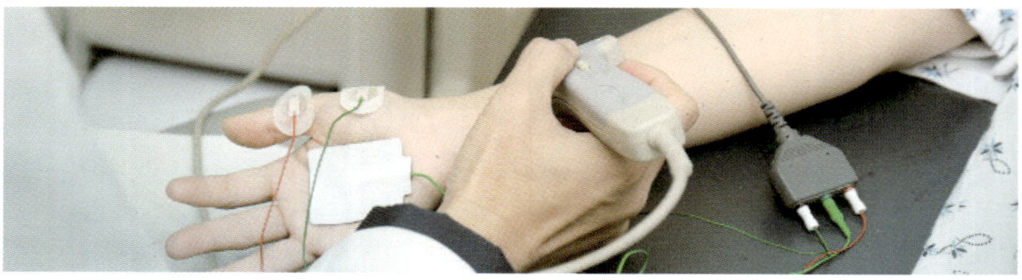

근전도검사

1) 운동신경전도검사(MNCS; motor nerve conduction study)

운동신경전도는 말초신경의 근위부에 최대상 자극을 준 후 그 신경이 지배하는 원 위 근육에서 발생하는 복합근육활동전위(compound muscle action potentials; CMAP)를 기록한 다음 잠복기, 진폭, 전도속도, 지속기간(duration), 모양 및 면적 등을 측정하여 이를 정상치와 비교하여 평가한다.

상지에서는 median nerve, ulnar nerve를 측정하며, 하지에서는 tibial nerve, peroneal nerve를 측정한다. 신경전달속도는 상지가 하지보다 빠르며(상지는 45~75 m/s, 하지는 37~55 m/s), 근위부가 원위부보다 빠르다. 전도속도는 온도에 비례하여 증가하며, 고령자와 소아에서는 전도속도가 느리다.

검사방법

① 기록전극은 검사하고자 하는 신경이 지배하는 원위근육에 근육 팽대부-건 방법으로 부착한다. 이 방법으로 검사하면 CMAP의 초기반응은 음극으로 나타난다.
② 환자에게 주의를 집중시킨 후 자극하여 검사오차를 줄인다.
③ 처음에는 최소 자극강도로 원위부를 자극한 후 점차 강도를 높여 최대상 자극까지 올려서 CMAP를 기록한다.
④ 근위부를 최대상자극으로 자극하여 CMAP의 전도시간(m s)과 진폭(m v)을 기록한다.
⑤ 근위부와 원위부에서 CMAP의 잠복기와 진폭을 측정한다. 필요시 CMAP의 지속기간과 모양도 본다.
⑥ 활성전극의 중심과 자극전극의 중심사이의 거리를 mm로 측정한다.
⑦ NCV를 계산한다.
⑧ 필요시 온도교정을 이용하여 표준온도에 대한 NCV로 교정한다.
⑨ 측정된 NCV를 정상치와 비교한 후 CMAP의 진폭, 지속기간과 모양을 정상인의 것과 비교한다.

2) 감각신경전도검사(SNCS; sensory nerve conduction study)

감각신경전도검사는 신경을 전기로 자극하고 그에 따라 발생하는 감각신경 내 축삭에 흐르는 전위의 합을 기록하는 검사로서, 상지에서는 median nerve, ulnar nerve, 하지에서는 SPN (superficial peroneal nerve), sural nerve를 측정한다.

감각신경전도는 정방향 자극과 역방향 자극 두 종류의 검사 방법이 있다. 정방향 자극방법은 말초신경의 원 위부를 자극한 후 근위부에서 복합신경활동전위(compound nerve action potentials : CNAP)를 기록하는 것이고, 역방향 자극방법은 근 위부를 자극한 후 원위부에서 CNAP를 기록하는 것이다.

두 방법 모두 잠복기와 전도속도는 같으나 역방향 자극 시 진폭이 더 크다. 역방향 자극 시 통증은 적으나 주변근육의 수축으로 인해 CN AP가 소실될 수도 있기 때문에, 정방향 자극 때보다 진단율이 낮다.

검사방법

① 해부학적 지침에 따라 정확한 부위에 기록전극을 부착한다.

② 정방향 감각신경전도검사에서는 원위신경섬유를 최대상자극하고, 역방향 감각신경전도검사에서는 근위신경섬유를 최대상 자극한다. 활성자극전극은 기록전극 쪽으로 둔다.
③ CNAP를 기록한다. 만약 CNAP가 쉽게 기록되지 않으면 신호평균기(signal averager)를 쓴다. 만약 감각 NCV가 20 m/s보다 더 늦으면 표면전극으로는 CNAP를 기록할 수 없다.
④ 자극점으로부터의 잠복기를 각 검사실의 기준에 따라 기록한다.
⑤ 진폭의 지속기간을 측정하고 파형을 본다.
⑥ 활성자극전극의 중심에서 활성기록전극의 중심까지 거리를 mm로 측정한다.
⑦ NCV를 계산한다.
⑧ 필요시 표준온도에 대한 NCV로 교정한다.
⑨ 측정된 NCV를 정상치와 비교한 후 진폭, 지속기간 및 모양을 정상인의 것과 비교한다.

3) 혼합신경전도검사(MNCS; mixed nerve conduction study)

감각신경은 대부분 운동신경과 혼합하여 주행한다. 혼합신경전도검사는 상지에서 median nerve, ulnar nerve 적용하며 검사의 원리는 감각신경전도검사의 정방향 자극 때와 동일하며 임상적 의미도 감각신경전도검사와 동일하다.

4) 신경전도검사의 후기반응

① H 반사검사

비복근-가자미근(gastrocnemius-soleus)에서 기록되는 H-반사는 족반사(ankle reflex)에 해당하는 전기생리검사이다. 경골신경에 정향성(orthodromic) 전기자극을 가하면 장딴지 근육에서 두 개의 활동전위가 나타나는데, 처음 전위는 운동신경섬유를 직접 자극해서 나타나는 M파이고, 이후 전위는 그 근육에서 출발하는 구심성 섬유에서 다시 그 근육으로 들어가는 원심성 섬유의 경로를 거치는 단 신경근 연접(monosynaptic) 반사인 H반사이다.

신생아에서는 H-반사가 거의 대부분 근육에서 나타나지만, 성인이 되면 슬와(popliteal fossa)에서 후 경골신경(posterior tibial nerve)을 역치 이하로 자극할 때만 가자미근에서 기록된다. 자극강도를 점차 높이면 CMAP는 커지면서 H-반사는 점차 작아져서 없어진다.

H-반사는 잠복기의 임상적 의미가 가장 크다. 양측의 잠복기를 측정하여 정상치와 비교하며, 특히 좌 · 우의 차이가 1.5 ms 이상이면 잠복기가 연장된 쪽이 이상이라고 평가한다. 제1천추 신경근병증이나 말초 신경병증에서는 비복근-가자미근의 H-반사가 없어지거나 잠복기가 연장된다.

검사방법

① 해부학적 지침에 따라 비복근에 기록전극을 부착한다.
② 슬와에서 후 경골신경을 자극한다. 자극 지속기간을 0.5 또는 1.0 ms하면 구심성 Ia 섬유를 더 선택적으로 자극할 수 있다. 활성자극전극은 운동전도검사에서와 반대로 척추방향으로 두고 자극한다.
③ 차단(blocking) 반응을 피하기 위해 2초 이상의 간격을 두고 한번씩 자극한다. 자극강도를 점차 높이면 H-반사와 M-파가 나타난다. H-반사는 M-파를 경우 유발시킬 정도의 약한 자극에서 잘 기록된다. 자극강도가 더 커지면 M-파의 진폭이 더 커지면서 H-반사의 진폭은 감소된다.
최대상자극에서는 H-반사는 더 이상 나타나지 않고 F-파로 대치되기도 한다. H-반사와 F-파는 항상 쉽게 감별되는 것은 아니다. 후기반응 중 역치이하의 자극에서 반응이 나타나거나 나타난 반응이 M-파보다 진폭이 더 크거나, 또는 최대 M파 진폭의 50% 이상의 진폭을 나타내는 반응이면 H-파로 생각하면 된다.
비복근에서 기록되는 H-반사는 삼상성(triphasic) 파형으로 나타난다. H-반사의 잠복기는 F-파보다 짧으며, 반응마다 잠복기의 변동이 큰 F-파에 비해 잠복기가 비교적 일정하다.
④ 자극 점에서부터 H-반사가 시작되는 부분까지 잠복기를 잰다. 정상인에서 H-반사의 잠복기는 대개 25~35 ms이다.
⑤ 신장과 하지길이를 고려하여 서로 비교한다.
⑥ 환자의 H-반사 잠복기를 정상치와 비교한다. 만약 양측 H-반사 잠복기의 차이가 1.5 ms 이상이면 연장된 쪽에 제1천수 신경근병증이 있다고 생각한다.

② F 반사검사

Magladery와 McDougal이 척골신경을 최대 전기자극 했을 때 생기는 느린 전기반응을 F파로 처음 보고하였다. F-파는 운동신경전도검사중 원위부를 최대상자극하면 거의 대부분 말초근육에서 기록된다. 원래는 H-반사의 변종이라 생각되었으나, 현재는 운동섬유의 역방향 자극에 의해 생기는 것으로 생각한다. F-파로 근위운동섬유의 신경전도속도(nerve conduction velocity : NCV)를 알 수 있으므로 이 검사는 신경근병증, 신경총병증(plexopathy) 및 말초신경병의 근위병변의 평가에 주로 이용된다. F-파도 잠복기를 측정하여 정상치와 비교하며 좌우 차이가 2 ms 이상이면 잠복기가 연장된 쪽이 이상이 있다고 평가한다. 생후 3세까지는 NCV의 빠른 변화가 팔 길이의 증가 속도를 보상하기 때문에 최소 F-파 잠복기가 비교적 일정하나 그 후 20세까지는 F-파 잠복기가 서서히 증가한다.

검사방법

① 검사하고자 하는 신경이 지배하는 원위근육에 근육 팽대부-건 방법으로 기록전극을 부착한다.
② 활성전극을 척추방향으로 두고 원위부를 자극한다.
③ 차단반응을 피하기 위해 2초 이상의 간격을 두고 한 번씩 최대상자극을 한다.

④ 적어도 10회 이상의 F-파를 기록한 후 제일 짧은 잠복기를 측정한다. 정상인에서 정중신경과 척골신경의 원위자극 시는 25~35 ms의 잠복기를 보이고 비골신경과 후경골신경의 자극 시는 50~60 ms의 잠복기를 보이다.
⑤ 신장과 사지의 길이를 고려하여 서로 비교한다.
⑥ 환자의 F-파 잠복기를 정상치와 비교한다. 만약 양쪽 F-파 잠복기의 차이가 2 ms 이상이면 잠복기가 긴 쪽에 근위신경병증이 있는 것으로 생각한다.

4 폐기능검사(Electromyography, EMG)

1) 정의

폐는 산소를 섭취하고 체내에서 생긴 탄산가스를 배출하는 역할을 한다. 폐기능검사는 개인의 호흡 능력과 폐의 기본 기능인 환기 및 가스교환이 얼마나 적절하게 잘 이루어지는지를 객관적으로 측정함으로써 폐질환을 진단하기 위하여 시행된다. 폐기능검사가 정확하게 시행되면 환자가 숨차다고 호소하는 증상과 호흡기 질환의 중등도를 평가하고, 치료 방향을 설정하며, 치료에 대한 효과를 판정하는데 큰 도움을 줄 수 있는 유용한 검사 방법이다.

우리들이 일상생활 속에서 하는 호흡을 Tidal Respiration(안정 호흡)이라고 한다. 안정 호흡 시 호흡량은 500 cc이다. 폐에는 언제나 1,200 cc의 공기가 남아 있으며 이것을 잔기량이라고 한다. 폐가 담을 수 있는 공기의 총량을 폐 총량이라고 하며 5,800 cc이다.

폐활량은 폐 총량에서 잔기량을 뺀 4,600 cc이다. 최대한 날숨을 할 수 있는 용량을 호기 예비량이라고 하며 1,100 cc이다. 최대한 들숨을 할 수 있는 용량을 흡기 예비량이라고 하며 3,000 cc이다. 이 수치는 건강한 성인 남자의 경우이며 나이, 성별, 몸의 경직도, 기관지와 폐의 건강 상태 등에 따라 수치는 달라질 수 있다.

호흡기 질환의 진단을 위한 여러 검사 방법 중 폐기능검사가 유용한 이유는 많은 호흡기질환에서 흉부 X-선 사진상 정상 소견을 보이더라도 폐기능검사에서는 이상 소견을 발견할 수 있기 때문이며, 또한 폐기능의 손상 및 저하 정도를 수치로 표시할 수 있기 때문이다. 폐기능검사는 폐의 기능적인 측면을 객관화한 지표로 평가하는 도구로써 재현성을 가져야 한다. 그중 폐활량검사는 환자가 최대한 숨을 들이마신 후 내쉴 수 있는 공기량을 측정하는 검사법이다.

폐기능검사에는 여러 종류가 있는데 이 검사들은 어떤 한 질병을 특정하여 진단해주는 것은 아니지만 질환에 따른 고유한 특징적인 양상을 보이므로 질환을 조기에 진단하거나, 임상적 진행을 단계별로 평가하는데 도움을 준다. 또한, 측정치의 변화로 질환의 경중의 변화를 반영하여 여러 폐질환에서 임상적 상황들에 대한 해법을 제시해 주고 치료 전후의 효과 판정이나 치료의 가역성 여부를 판단하는 데 도움을 줄 수 있다.

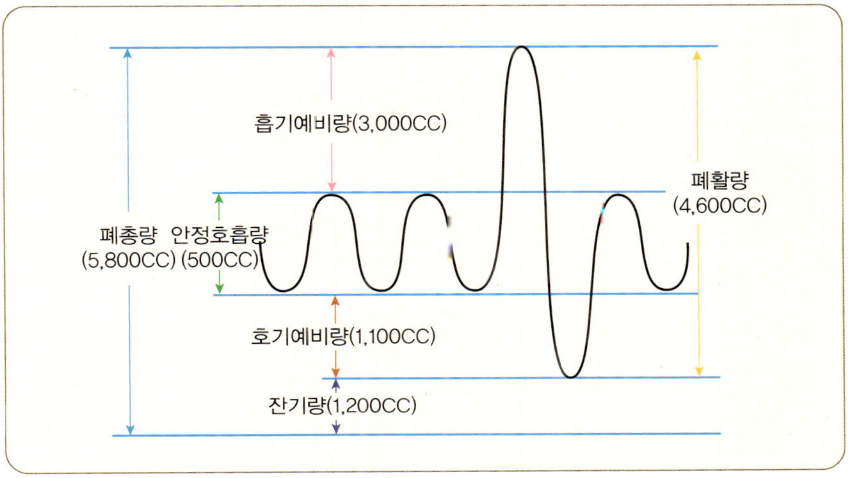

흡기-호기 곡선

대표적인 예로, 폐기능검사는 천식이나 만성 폐쇄성 폐질환(chronic obstructive pulmonary disease, COPD) 같은 호흡기질병의 진단에 도움을 주며, 이외에도 호흡기계의 건강상태를 점검하여 이상 유무를 판정하는 방법으로도 활용된다. 여기서 측정하는 주요 지표로는 노력호기 중에 배출되는 유량을 측정하는 노력폐활량(forced vital capacity, FVC)과 FVC 측정 과정 중 처음 1초간에 배출되는 유량을 측정한 1초 노력호기량(forced expiratory volume in one second, FEV1)이 있다.

■ 폐기능검사의 임상적용

① 질환의 진단에 보조적으로 사용한다. 즉 천식이나 COPD 같은 폐쇄 환기장애나, 간질성 폐렴과 같은 제한 환기장애를 구분하여 진단에 도움을 준다.

② 직업성 요인에 의한 호흡기장애를 조기데 규명하고, 장애가 고착된 경우는 장애 등급과 보상에 대한 객관화된 자료를 제공한다.

③ 시간 간격을 두고 검사하여 특정 질환에서의 경과 관찰이나 치료 반응을 평가한다.
④ 수술에 따른 호흡기합병증을 예측하기 위한 수술 전 평가로 사용한다.
⑤ 국가의 보건관리 목적으로 사용한다.
⑥ 흡연자 중에서 폐기능 이상이 있는 환자를 선별할 목적으로 사용한다.

■ 폐기능검사의 금기

① 절대금기 : 최근 3달 이내에 안과 수술, 개심술, 개복술, 뇌졸중, 심장마비, 심근경색증, 과호흡 혹은 최대 노력호흡이 문제될 수 있는 질환(모야모야병, 반복 자발기흉), 현재 결핵 등 호흡기감염을 갖고 있거나 이에 노출된 가족, 지난 한달 내 대량 객혈이 있었던 경우, 수축기 혈압 200 mmHg 초과 혹은 이완기 혈압 140 mmHg 초과
② 상대 금기 : 요실금 경험이 있는 경우, 흉부 또는 복부 통증, 마우스피스를 물면 구강 또는 얼굴에 통증이 있는 경우, 치매 또는 의식 저하 환자

폐기능검사 중에 기관지확장제 흡입 후 측정치의 변동을 관찰하는 기관지확장제검사가 있다. 기관지확장제검사는 기도를 확장시키는 속효 기관지확장제를 흡입한 후 폐활량 변화를 측정하는 검사법이다. 폐쇄 환기장애가 관찰된 경우에 기관지확장제에 의한 가역성을 측정하여, 천식 및 COPD를 진단 및 평가하는 데 도움을 준다.

■ 기관지확장제검사의 임상적용

① 천식과 COPD를 구분
② 호흡곤란 정도의 객관적 평가
③ COPD 중증도 평가
④ 수술 전 위험도 평가
⑤ 직업성폐질환에서 장애의 판정과 등급 평가
⑥ 질환의 경과 관찰을 위하여 시간 간격을 두고 측정

■ 기관지확장제검사의 금기

① 베타 2항진제 부작용이 우려되는 경우 : 빈맥, 혈압상승, 부정맥, 신경질적임(nervousness), 저칼륨증(hypokalemia) 등

② 이뇨제를 복용중인 경우, 부정맥을 증가시킬 수 있는 monoamine oxidase (MAO) 억제제, 삼환계 항우울제(tricyclic antidepressant)를 복용 중인 경우

③ 임신 또는 수유 중인 경우

④ 최근 기관지확장제에 심한 부작용이 초래된 경우 폐기능검사를 할 때는 적합성과 재현성이 보장되어야 한다.

폐기능검사를 통해 간질성 폐질환, 폐기종, 천식, 만성 폐쇄성 폐질환 등 폐질환의 여부나 경중 정도를 판단하고, 폐질환 환자들의 치료반응과 방향, 예후를 관찰한다. 수술 전 마취가 가능한지 폐기능을 평가하거나 수술 후 호흡기와 관련해 합병증의 위험은 없는지 판단하는 데도 유용하다. 직업 혹은 노출 환경과 폐기능과의 관계를 알아보기 위해서도 검사를 시행한다.

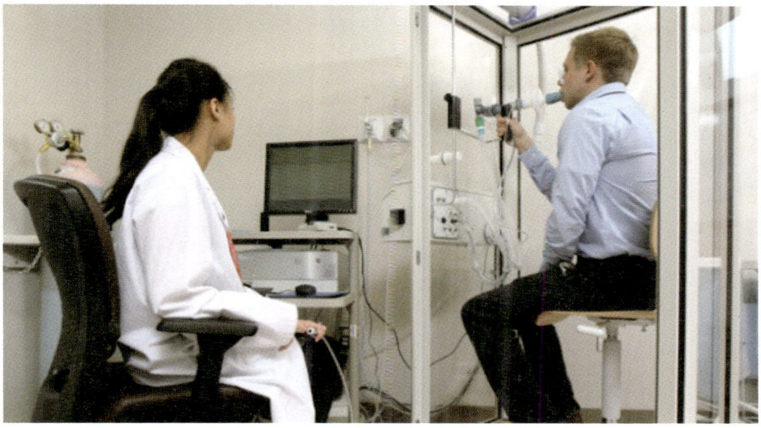

폐기능검사

2) 검사방법

폐활량측정법(Spirometry)

가장 기본적인 폐기능검사법으로 피검자가 시간에 따라 들이마시고 내쉬는 공기의 부피와 유량을 측정하는 검사이다. 노력성 폐활량(FVC), 1초간 노력성 호기량(FEV1), 노력성 호기 중간유량(FEF 25~75%) 등을 측정한다. 검사를 통해 검사 수치가 정상 폐기능에서 기대할 수 있는 예측치에 비해 감소되어 있는지, 기도의 기능적 폐쇄가 있는지를 확인할 수 있다. 검사는

최대한 노력하여 강하고 길게 호기하였을 때 폐에서 나오는 공기량을 측정해 폐활량 및 기관지가 좁아진 정도를 볼 수 있으며, 검사를 할 때에는 바른 자세로 검사자의 지시에 따라야 한다.

Nose clip을 사용하여 코를 막고 입으로만 호흡이 가능한 상태에서, 바람이 세지 않도록 마우스피스를 물고 입술로 꽉 오므린 다음 일정한 크기로 평상시 호흡을 시행한다. 이후 폐에 공기가 가득 찰 때까지 최대한 숨을 들이마신 다음, 폐가 완전히 비워지도록 빠르고 강하게 6초 동안 호기한다. 이때 입에 힘을 주어 처음엔 세게 불어내고 뒤로는 살살 불어서 기침이 유발되거나 숨이 끊어지지 않도록 하며, 바람을 불어낼 때 공기가 나오는 느낌이 없더라도 계속 불어내는 것이 중요하다. 목에 힘을 주거나 소리를 내면 숨이 끊어지거나 기침이 유발될 수 있으므로 주의하고, 코로 숨을 쉬지 말아야 하며 마우스피스 안에 혀를 넣거나 기침을 해서는 안 된다.

(1) 검사 전 기기 점검

적절한 정도 관리를 위하여 기류-용적(flow-volume)과 용적-시간(volume-time) 곡선을 확인해야 한다. 기기 자체의 내부 보정과 함께 매일 보정 체크를 권장한다. 보정 체크를 할 때는 3 L 실린지(syringe)를 3회 사용하여야 한다. 폐활량계에서 허용하는 용적은 3 L의 ±3.5%, 즉 105 mL 이내로 차이가 나야 한다. 이 범위를 벗어나는 경우에는 유량센서를 교체하고 다시 측정한다. 그럼에도 보정이 이루어지지 않으면 기기 업체에 의뢰한다.

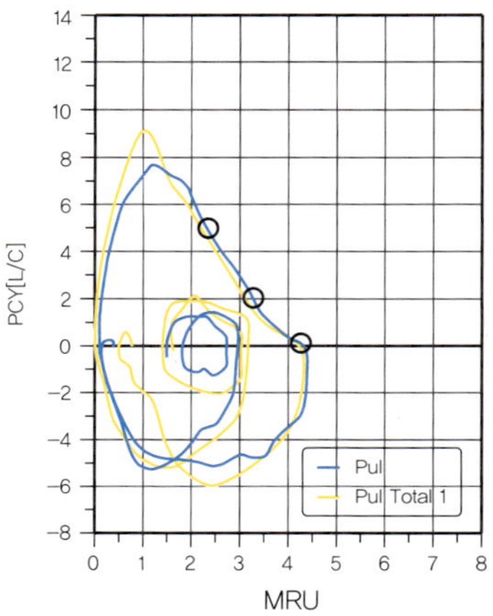

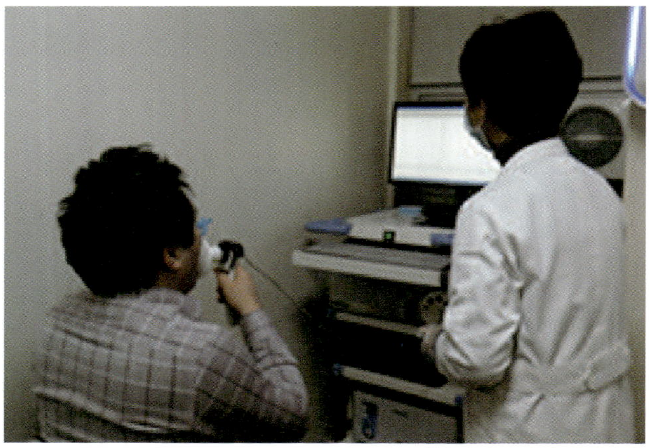

폐활량 검사

(2) 검사 전 준비

① 대상자에게 검사의 목적을 설명하고 정확한 검사를 위하여 최대한의 노력이 필요함을 설명한다. "얼마나 세고 빠르게 숨을 쉴 수 있는지 측정하기 위한 검사입니다."

② 대상자는 검사 전 신발을 벗고 키와 몸무게를 측정한다. 흡연 여부, 최근에 앓은 질환, 약물 복용 등을 조사한다. 검사 전 피해야 할 사항들을 지켰는지 확인한다(표 1). 꽉 조이는 옷은 느슨하게 하고 의치는 빼고 검사하도록 한다.

③ 검사는 앉아서 진행한다. 서서 하거나 다른 자세를 취하는 경우에는 기록에 남긴다. 상체를 약 15도 앞으로 기울인다. 턱과 목은 약간 들어 기도가 막히지 않도록 하고 검사가 끝날 때까지 이 자세를 유지하도록 한다.

④ 검사자는 검사 진행 과정을 쉽게 설명한다. 마우스피스를 제대로 무는 방법, 최대한 숨을 들이마시는 방법, 숨을 제대로 내쉬는 방법 등을 시범을 통하여 설명하고 실제 보여준다. 시범을 보일 때는 실제와 마찬가지로 최소한 6초 이상 길게 숨을 내쉬는 모습을 보여준다. 마우스피스는 입 안으로 넣고 입술로 꽉 조여 공기가 새지 않도록 하고 검사 도중 입술이 벌어지지 않게 최대한 오므리도록 설명한다. 혀의 위치는 마우스피스 밑에 위치하도록 하여 마우스피스의 입구를 막지 않도록 한다.

(3) 검사 과정

① 코를 통하여 공기가 빠져나가는 것을 막기 위하여 코 클립을 거즈에 대고 코에 물리거나 손으로 코를 막고 검사를 한다.

② 어깨와 목에 힘을 주지 않도록 하고 가슴을 펴고 마우스피스를 치아로 물고 입안에 위치하도록 한다.

③ 입술로 마우스피스 주변을 단단히 물어서 새는 것을 막는다.

④ 어깨와 목에 너무 힘을 주지 않도록 하고 최대한 들이마셨을 때 주저하지 않고 곧바로 빠르고 세게 불어내도록 한다. 내쉬기는 적어도 6초간 유지해야 하고 6초 이전에 검사를 끝내지 않도록 설명한다. 6초 이상 불어낸 경우에도 대상자가 더 불어낼 수 있으면 끝까지 불어내도록 한다. 숨을 내쉴 때, 입을 최대한 오므린 상태인지, 최대한 노력하여 시행하는지 확인한다. 실제 검사 시 아래와 같이 설명하면 좋다. "최대한 세고 빠르게 마우스피스를 통해 숨을 내쉬세요." "그만할 때까지 계속해서 들이쉬지 말고 처음과 같이 내쉬고, 힘들면 내쉬는 흉내라도 내시고 절대 들이쉬면 안됩니다." 큰 소리로 "좀 더 내

뱉으세요. 숨을 들이마시지 말고 계속 내뱉으세요"

⑤ 잠시 동안 쉰 후, 검사를 반복한다. 오류가 없는 적합한 검사가 3회 이상 나올 때까지 검사를 반복하되, 최대 8회까지 시행할 수 있다.

⑥ 검사를 진행할 때 가장 중요한 일은 검사 결과가 최대한 재현될 수 있도록 노력하는 것이다. 기기가 아무리 정확하여도 대상자가 최대로 노력하지 못하면 부정확한 결과가 나온다. 폐활량검사는 대상자가 최대한 노력하여야 정확한 결과를 얻을 수 있다.

(4) 기류-용적 곡선(flow-volume curve)

① 폐쇄 환기장애

정상인의 기류-용적 곡선은 정점 이후 하강곡선이 비교적 직선을 이루지만 폐쇄폐질환에서는 최고호기기류속도가 감소하고 정점 이후 하강곡선이 하방으로 급격히 치우쳐 하방으로 오목함이 증가하게 된다.(A) 기관지확장제 투여에 반응이 있는 경우에는 기관지확장제 흡입 후 하방으로 치우친 곡선의 경사가 약간 완만해지고 오목함이 둔화된다.(B)

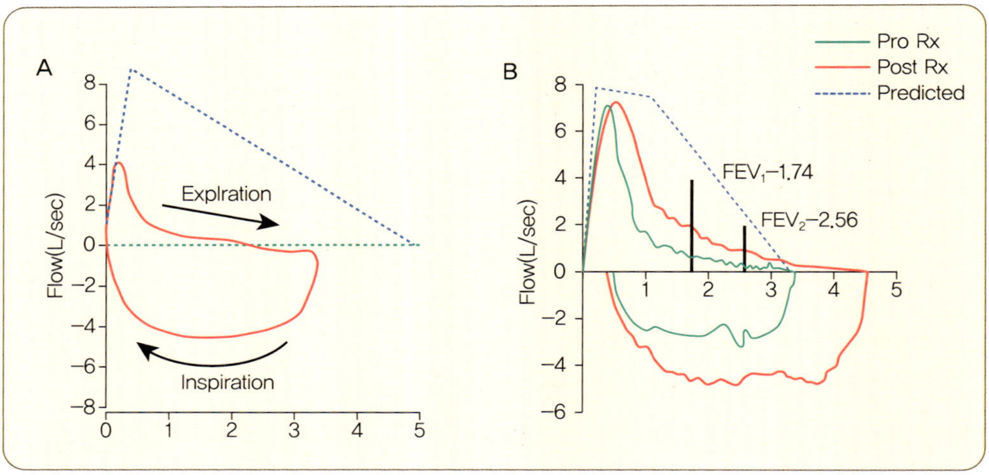

폐쇄 환기장애

② 제한 환기장애

제한 환기장애에서는 폐활량이 주로 감소하고 기류 속도는 별로 감소하지 않기 때문에 기류-용적 곡선은 키가 크고 폭이 좁은 모양을 한다. 최대호기기류속도는 비교적 유지되며 하강곡선은 급격한 경사를 이루는 직선을 보인다(C).

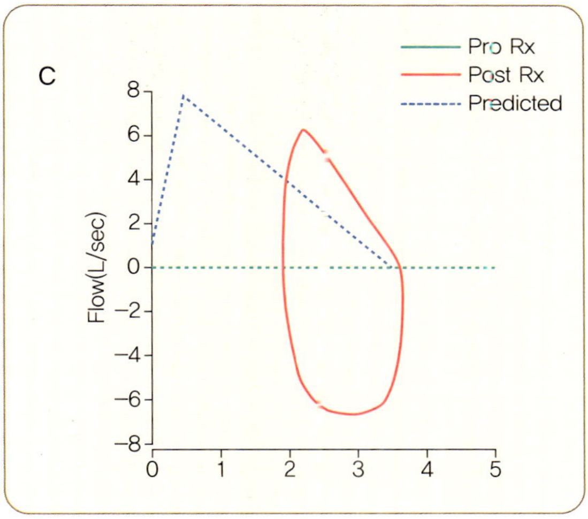

제한 환기장애

③ 혼합 환기장애

혼합 환기장애는 폐쇄와 제한 환기장애의 특징을 모두 가지고 있어 하방으로 오목한 경사가 나타나면서 폭이 좁아진다(D).

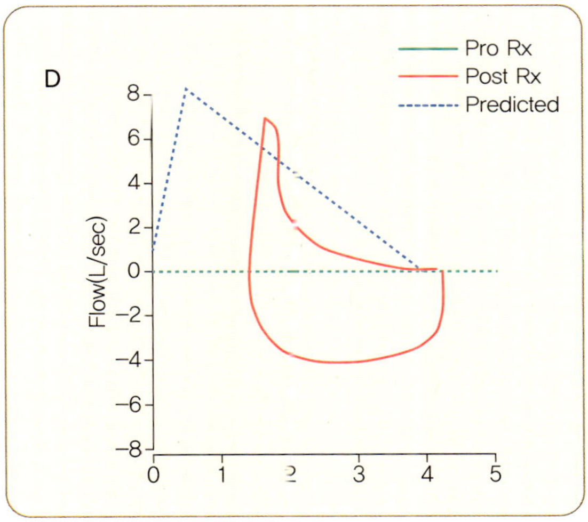

혼합 환기장애

최대한의 노력으로 흡기-호기를 시행하는 중에 용적(x축)과 기류(y축)로 그린 고리 모양의 그림이다. 모양의 변화로 상기도 폐쇄를 찾아낼 수 있다. 대상자는 한 번에 총 폐용량(total lung capacity, TLC)까지 빠르게 흡기를 한 후, 주저하지 않고 최대한 호기하여 더 이상 숨을 뱉어낼 수 없는 때까지 내쉰다. 곧바로 최대한 빠르게 들이마신다.

기관지 확장제 반응 검사(Postbronchodilator test)

폐쇄성 폐질환 중 기관지 천식을 진단하기 위해 시행하는 검사로, 기관지 확장제 사용 전과 사용 후의 노력성 폐활량 검사 수치를 비교하여 천식여부를 확인하는 검사이다.

천식치료제인 벤토린을 사용할 때에는 최대한 흡입한 후 입을 꼭 다물고 숨을 10초 이상 참는다. 벤토린 사용 후에는 절대 이동하지 말고 대기 공간에서 25분 이상 기다린 후에는 한 번 더 노력성 폐활량 검사를 시행한다.

검사마다 약 30분 정도의 시간이 소요되며, 검사 진행 과정의 상황에 따라 시간이 더 소요될 수 있다.

1) 검사 전 준비

기관지확장제검사는 폐기능검사의 일부로 약제 투여 후 기류제한의 가역성을 보기 위해 시행되는 검사다. 이때 사용하는 약제의 종류, 용량, 투여 경로의 선택은 기도가역성검사로부터 어떤 것을 얻을 지에 따라 결정된다. 기도가역성검사의 목적이 규칙적인 치료에 새로운 약제를 추가하여 환자의 폐기능의 호전이 될 수 있는지를 보기 위한 것이면 검사에 앞서 평소 규칙적으로 투여 중이던 치료 약제를 계속해서 투여할 수 있다. 그러나 기류제한의 가역성을 보기 위한다면 약제를 일정 시간 중단하고 검사를 해야 한다.

속효 기관지확장제(베타2 항진제인 albuterol/salbutamol; 항콜린제인 ipratropium bromide)는 검사하기 전 6시간 이내, 테오필린은 12~48시간, 지속 베타2 항진제는 24~48시간 이내에는 사용하면 안 된다. 담배는 최소 검사 한 시간 전부터 검사가 끝날 때까지 피우지 말아야 한다.

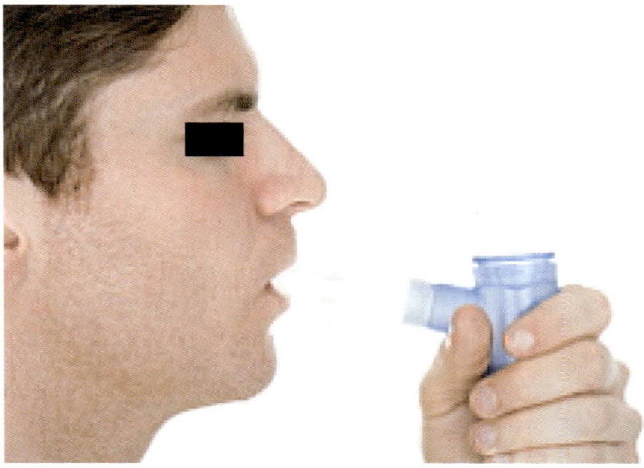

기관지확장제 반응검사

2) 검사 과정

검사는 다음의 절차에 따라 진행된다.

① 이전에 기술된 것과 동일하게 폐활량검사를 한다.

② 기관지확장제를 검사의 목적에 따른 용량과 방법에 따라 투여한다.
각 약물에 따른 절차는 다음과 같다.

■ Albuterol(속효 베타2 항진제)

㉠ 천천히 숨을 충분히 내쉬고

㉡ 스페이서(spacer device)를 입에 문 상태에서 salbutamol 계량흡입기(metered dose inhaler, MDI) 100 μg (1회)을 스페이서에 분무한 후

㉢ 숨을 천천히 깊게 TLC까지 3~5초에 걸쳐 들이마시고

㉣ 5~10초 동안 참은 후 내쉰다.

㉤ 30초 이내의 간격으로 ㉠부터 ㉣의 과정을 네 번 반복한다. 원래 총 400 μg 약제가 투여되어야 하나, 대상자의 심박수에 영향을 미치거나 손떨림 등이 발생할 우려가 있는 경우 200 μg으로 용량을 줄일 수 있다.

㉥ 마지막 약제 흡입이 끝난 후 10~20분 사이에 폐활량검사를 다시 시행한다.

■ Ipratropium bromide(속효 항콜린제)

㉠ 현재 국내에서 일반적으로 사용 가능하지 않지만 임상 시험용으로 사용하는 경우가 있다.

㉡ Ipratropium bromide MDI는 30초 이내 간격으로 위의 ㉠부터 ㉣의 과정을 네 번 반복해서 40 μg을 4회(총 160 μg) 흡입한다.

㉢ 네 번의 약제 흡입이 끝나고 30분 후 폐활량검사를 다시 시행한다.

㉣ 기록된 기관지확장제 투여 전 후 폐활량검사의 변화에 따라 기도가역성을 평가한다.

3) 기관지확장제 투여방법과 투여량

유의한 기관지확장제 반응의 정의를 표준화하기 위하여 투여하는 기관지확장제 투여의 표준화가 필요하다. 다음은 투여 기구에 따른 흡입제의 폐침착(lung deposition)에 대한 설명이다.

■ MDI

성인에서 스페이서를 이용하여 salbutamol을 MDI로 100 μg 한번 흡입하면 그중 10~20%가 폐에 침착할 것으로 예상할 수 있다. 스페이서가 없다면 폐침착은 적어질 것이며 흡입 방법에 따라 결과가 매우 달라질 것이다. Chlorofluorocarbon (CFC) 대신 hydrofluoroalkane (HFA)을 추진제(propellant)로 사용한 CFC-free MDI는 CFC-MDI에 비해 입자 크기를 작게 만들어 폐의 침착을 50%까지 높인다. 이런 관점에서 salbutamol의 용량을 200 μg으로 줄여서 투여할 수도 있으나 400 μg에 비하여 기관지확장반응이 감소한다는 보고가 있다.

■ 분무기(nebulizer)

분무기를 사용할 경우 일 회 호흡에 의한 약제의 폐침착 비율은 약제의 농도, 분무기의 배출 속도, 입자 크기의 분포, 전체 호흡 시간 중 흡입이 차지하는 시간의 비율(Ti/Ttot)에 의해 영향을 받게 된다. 마우스피스를 통해 흡입할 경우, 성인 폐에 침착될 것이라고 예상되는 직경 5 μm 이하의 에어로졸 입자 분획들을 흡입 가능 분획(respirable fraction)이라고 정의한다.

■ 건조분말흡입제(dry powder inhaler)

기구의 특성에 따라 폐침착이 달라지므로 사용하지 않는다.

5 수면다원검사(Polysomnography, PSG)

1) 정의

수면다원검사는 수면장애를 진단하기 위한 검사로써 수면 중 뇌파, 안구운동, 근육의 움직임, 호흡, 심전도 등을 종합적으로 측정하고 동시에 수면 상태를 비디오를 통해 녹화한다. 검사에서 얻은 기록을 분석하여 수면과 관련된 질환을 진단하고 치료방침을 정하게 된다. 수면다원검사는 비침습적이며 안전하고 편안하게 시행할 수 있는 검사로 수면뿐만 아니라 수면 중 여러 가지 중요한 신체기능도 검사할 수 있다.

수면다원검사의 일반적인 적응증으로는, 첫째, 수면 중 호흡장애를 유발하는 질환(폐쇄성 수면무호흡증, 상기도저항증후군, 중추성 수면무호흡증 등)의 진단 및 평가와 치료(예, 양압기 치료를 위한 적정압력검사)에 도움을 얻기 위해, 둘째, 과도한 주간 졸음을 유발하는 질환(기면증, 특발성 과다수면증 등)의 진단 및 평가를 위해, 셋째, 수면 중 이상행동을 유발하는 질환(렘수면행동장애, 수면보행 등)의 진단 및 평가를 위해, 넷째, 수면 중 다리나 팔의 움직임을 유발하는 질환(주기성 사지운동증, 교대성 하지근수축 등)의 진단 및 평가를 위해, 다섯째, 만성 불면증의 원인을 찾기 위해 등으로 정리해 볼 수 있다. 이러한 적응증 중 수면 중 호흡장애를 유발하거나 과도한 주간졸음을 유발하는 질환의 진단 및 평가를 위해 시행하는 수면다원검사에 한해 최근(2018년 7월)부터 의료급여가 적용되었다.

수면에 대한 지식은 수면의 측정을 가능하게 하는 기술의 발달로 발전되고 있다. 뇌파의 개발로 수면 상태에서 인간의 뇌의 전기적 활동이 각성상태와는 다르다는 점을 발견하게 되었고, 1960년대 이후 본격적으로 수면에 대한 객관적인 평가 방법인 수면다원검사법이 개발되고 임상에서 활용되고 있다. 즉, PSG는 정상 및 비정상적인 수면을 객관적으로 이해하게 해주는 안내자의 역할을 한다.

수면이란 우리 모두가 경험하는 자연적인 현상이다. 적절한 수면시간은 사람들마다 다르다. 정상적인 경우 신생아 때는 하루 16시간, 1세 때는 12~13시간 잠을 자며, 성인은 밤에 8시간, 노년기에는 6시간 정도의 잠을 잔다.

수면은 크게 넌렘(Non-REM)수면과 렘(REM)수면으로 나눈다. 넌렘수면은 전체 수면의 75~80%를 차지하면서, 우리 몸의 신체적인 회복에 필요하다. 넌렘수면은 다시 4단계로 나뉘어져서 1, 2단계는 얕은 잠이고, 3, 4단계는 깊은 잠이다. 렘수면은 꿈을 꾸는 잠으로 알려져 있는데, 20~25%를 차지하며, 마음과 정신의 피로를 회복하는 데 필요한 잠이다.

따라서, 여러 가지 원인에 의하여 잠이 부족하거나 깊은 잠과 렘수면이 적어지면 일상생활에 많은 장애를 초래한다.

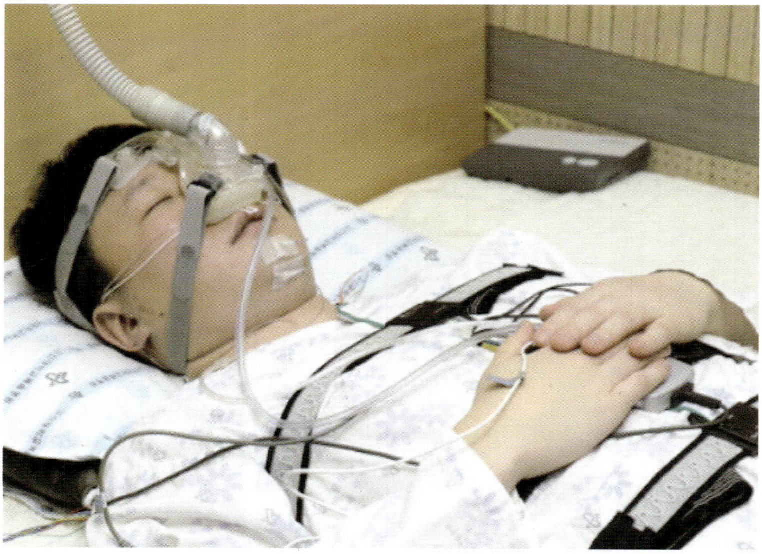

수면다원검사

수면장애의 종류는 불면증, 수면무호흡증, 수면과다증(졸음증), 수면 중 이상행동(parasomnia), 수면주기장애 등과 그 외에도 수십 가지가 있다. 또한, 각 수면장애의 원인은 매우 다양하다. 따라서 진단을 정확하게 하는 것이 무엇보다 중요하며, 섣불리 약을 복용하는 것은 치료를 더욱 어렵게 하거나, 수면장애 자체를 악화시켜서 뇌졸중이나 심근경색증과 같은 심각한 중증을 야기할 수도 있다.

2) 수면다원검사의 protocol

수면다원검사의 일반적인 지표(general parameter)에 포함되어야 할 내용으로는 뇌파(EEG), 안전도(EOG), 턱 및 다리 근전도(chin and leg EMG), 호흡 기류, 호흡 노력, 산소 포화도, 자세, 심전도(ECG) 등이 있다. 이중 뇌파, 안전도, 턱 근전도는 수면 여부 및 단계 판단에 유용한 지표들이며, 호흡 기류, 호흡 노력, 산소포화도는 수면 중 호흡 장애 여부 및 종류 판단에 유용한 지표들이다. 다리 근전도는 다리 움직임 여부 및 장어 판단에, 자세는 수면 중 자세 판단에, 심전도는 심장 기능 및 장애 판단에 도움이 된다.

① 뇌파(electroencephalography, EEG)

두피에 부착된 전극을 통하여 뇌의 전기적인 활동을 기록하는 기법인 뇌파는 각성과 수면을 객관적으로 구별하게 해주는 가장 중요한 기준이 된다. 전극의 부착부위는 국제적으로 10~20 기준을 따르며, 전극 부착부위(4~6개)는 뒤통수부(O1, O2), 중심부(C3, C4), 이마부(F3, F4)이다.

수면단계를 구분하는데 사용하는 모든 종류의 뇌파들은 대측성의 기준전극(contralateral reference)을 사용하여 전극 간 거리를 비교적 넓게 하면서 신호 진폭을 최적으로 한다면 C3나 C4에서 잘 관찰된다. 중심부에서 가장 잘 나타나는 중심부 예파(vertex sharp waves)와 K 복합체(K complex)는 C3와 C4에서 가장 잘 확인된다.

깊은 비렘수면의 특징인 고전압 서파들은 이마부에서 가장 잘 나타난다. 알파 리듬은 뒤통수부에서 잘 나타난다. C4, A1이 수면단계의 표준 평가에서 사용된다. 그러나 많은 수면검사실에서는 일반적으로 중앙부 뇌파에 추가해서 뒤통수부 뇌파(대개는 O1/A2 혹은 O2/A1)를 기록한다. 특히 수면 중에 수면의 시작이나 각성을 평가할 때 뒤통수부 뇌파가 유용하다. 일부 검사실에서는 깊은 비렘수면(즉, 3, 4단계 수면)을 잘 관찰하기 위하여 이마부에 뇌파 전극을 부착하기도 한다.

② 눈 전위도(electrooculogram, EOG)

수면 중에 안구운동을 기록하는 이유는 첫째, 수면단계 구분에 필수적인 렘수면의 주요한 신호인 급속 안구운동을 기록하기 위한 것이다. 둘째, 수면의 시작은 대부분 밤중에 1단계 수면으로 이행하면서 발생하는 천천히 눈을 돌리는 움직임(slow rolling eye movement)이 선행하거나 동반된다. 안전도의 전극 부착 부위는 2개이며 한쪽 눈확 가쪽 주위의 위쪽 1 cm 지점, 반대쪽 눈확 가쪽주위의 아래쪽 1 cm 지점이다.

안전도 기록은 안구의 앞과 뒤 사이의 경미한 전위 차이에 기초한다. 각막은 망막에 비해 양극(positive polarity)이다. 이러한 지속적인 전위차이 때문에 눈의 움직임이 눈 옆에 부착한 전극으로부터 측정된다. 눈이 움직임에 따라 각막과 망막의 위치는 고정된 전극의 위치에 비해서 변하게 되고 전위 차이는 다원기록지에 펜의 기울기로 기록된다.

표준 전극부착위로 안전도 전극의 기준전극(referential electrode)은 유양돌기(mastoid)나 귓불(earlobe)의 사용을 권장하고 있다(즉, ROC/A1과 LOC/A1). 그러나 일부 검사실에서는 대측성의 기준전극을 이용한다(즉, ROC/A1과 LOC/A2).

안구 채널에 나타나는 뇌파활동(K 복합체)은 위상이 같은(in-phase) 펜 움직임으로 나타난다. 또한 전극의 잡파는 위상이 같은 모양으로 나타나거나 오직 한 채널에서만 기록된다. 안구운동의 방향을 더 자세히 기록하는 것이 주요 목적인 경우에는(다수면잠복기검사) EOG 전극을 수평 및 수직 위치에 부착시켜서 동시에 기록할 수 있다.

③ 근전도(electromyogram, EMG)

수면깊이에 따른 근 긴장의 정도를 관찰하고, 지속적 하지불안증후군 관찰한다. 전극 부착부위는 Chin(턱), ICM(앞정강근)이며, 턱근전도는 3개의 전극을 부착하는데 턱의 중앙부에 1개, 턱밑에 2개이다. 다리근전도의 전극 부착 부위는 주로 앞정강근이다.

수면다원검사에서 근전도를 측정하는 목적은 두 가지가 있다. 첫째는 렘수면을 확인하기 위한 것이고, 둘째는 특정 부위 근육의 운동을 확인하기 위한 것이다.

턱 밑의 근육(mentalis/submentalis)에서 측정하는 턱 근전도는 렘수면의 특징인 근육 장력의 소실을 발견하는 데 사용된다. 턱 근육의 활동을 측정하는 것으로, 하나의 전극은 턱의 중앙부에 테이프로 부착시키고, 나머지 두 개는 턱밑에 같은 방법으로 부착시킨다.

다리운동을 기록하려면 전극들을 앞 정강근(anterior tibialis muscles) 위에 부착시킨다. 밤 동안에 다리의 운동은 한쪽 다리에만 발생하거나 번갈아 발생할 수 있기 때문에 양측다리 모두에서 기록하여야 한다. 두 개의 전극 부착 장소는 2~4 cm 떨어져야 한다. 다리 전극의 교류저항은 10,000 Ω 이하가 추천되나 30,000 Ω 이하 정도는 적절하다.

④ 심전도(electrocardiogram, EKG)

PSG에서는 심장박동수와 리듬을 측정하기 위하여 항상 심전도를 기록한다. 수면 중 심장박동수의 변화, 부정맥의 출현 등의 심장활동 관찰할 수 있다. 심전도 전극 부착부위는 오른쪽 어깨와 왼쪽 4~5번째 안쪽갈비뼈 부위이다.

⑤ 수면 중 호흡 모니터링

수면무호흡증(중추성 또는 폐쇄성), 저호흡증을 관찰한다. 호흡 모니터링을 위해서 콧구멍과 입에 부착한 온도센서(thermist) 부착하여 온도변화에 따른 호흡양상 측정한다.

호흡노력 여부를 파악하기 위해서는 가슴과 배 부위에 호흡변환기(respiratory transducer)가 달린 센서를 부착하여 무호흡 종류와 형태를 관찰 할 수 있다.

수면다원검사에서 가장 일반적으로 사용하는 환기측정법은 서미스터(thermistor) 또는 열전지(thermocouple)를 이용하는 방법이다. 이 방법은 비침습적이고 환기의 정성적 또는 반정량적 모니터링 방법이다. 입과 콧구멍에 위치한 서미스터 또는 열전지로 기록되는 온도의 변화로 기류의 발생 여부를 알 수 있다.

흉부와 복부 운동의 공동작용(coordination)에 대한 정보는 물론, 환기의 시간 용적과 기류의 분력에 대한 좀 더 상세하고 반정량적인 정보는 흉부와 복부에 위치한 호흡유도체적 기록법(respiratory inductive plethysmography), 자력계(magnetometry), 또는 응력변형계기(straingauges)로 측정되는 호흡양상을 분석하여 얻어진다.

⑥ 혈중산소포화도

수면 중 호흡장애가 심혈관계에 미치는 영향을 평가한다. 손가락에 센서를 부착(pulseoxy metry) 사용하여 측정한다. 여기에는 적외선 범위의 두 가지 파장을 내뿜는 광원과 빛 감지기가 있다. 맥박산소계측기에서 나온 빛이 박동하는 동맥혈관을 통하여 투과되어 분광광도전자 원리에 따라 헤모글로빈 산소포화 정도(SaO_2)가 계산된다. 맥박 산소계측기는 비침습적이며, 적용하기가 간편하고, 개인 간의 조정이 필요 없이 정량적인 자료를 제공한다.

⑦ 코골이

목 부위에 부착한 마이크로폰 센서를 통해 진동파를 관찰한다. 수면검사에서 코골음을 기록하는 널리 인정받는 표준 방법은 없지만, 일반적으로 후두 부위의 피부에 붙인 초소형 마이크나 진동 감지장치가 사용된다.

3) 수면다원검사 방법

- **수면의 질을 평가한다 :** 수면에는 5단계가 있다. 이 중 첫 두 단계(Non-REM 수면의 Stage 1, 2)는 옅은 잠이고, 다음 세 단계(Non-REM 수면의 Stage 3, 4와 REM 수면)는 깊은 잠이다. 단계별로 자는 시간을 분석하여 얼마나 잘 자는지를 알아본다.

- **수면 중 근육의 긴장도를 검사한다 :** 좋은 수면에서는 몸 전체 근육의 긴장이 풀어져서 다음 날 아침에 몸이 가볍고 상쾌한 느낌이 들지만, 나쁜 수면 중에는 근육이 계속 긴장하고 있으므로 신체의 회복이 되지 않는다. 근육 긴장도의 측정으로 수면 중 신체 휴식의 정도를 알 수 있다.
- **수면 중 심장의 활동을 모니터한다 :** 사람의 심장은 낮에 활동을 많이 하고, 밤에는 천천히 뛰어야 한다. 그러나, 수면장애가 있는 경우 밤에도 심장이 쉴 수가 없다. 특히, 수면무호흡증이나 심한 코골이가 있으면, 심장박동수의 변화가 매우 심해지고, 심장부정맥이 발생하며, 만성적일 때는 고혈압, 심근비대증, 심부전 등이 초래된다. 따라서, 수면 중 지속적인 심전도의 측정과 분석은 진단과 치료에 매우 중요하다.
- **수면 중 호흡량을 측정한다 :** 사람이 깨어 있을 때는 대개 숨을 잘 쉬나, 잠이 든 상태에서는 상기도가 조금만 좁아져도 심한 호흡장애를 겪게 된다. 수면 중 좁은 기도가 일시적으로 막혀서 숨을 쉬지 못하는 것을 수면무호흡증이라고 하고, 수면 중 호흡량을 지속적으로 측정하여 호흡장애를 정확하게 평가한다.
- **수면 중 가슴과 배의 운동과 늑간근 근전도를 측정한다 :** 이것은 수면무호흡증의 형태를 진단하는데 필요하며, 호흡장애시 환자가 겪는 스트레스의 지표가 된다.
- **수면 중 혈중 산소량을 지속적으로 모니터한다 :** 사람이 잠들면, 저산소증에 빠질 수가 있는데, 특히 수면무호흡증 환자에서 심하며, 뇌졸중이나 심근경색증과 같은 중증을 야기하거나 재발률을 높힐 수 있다. 또한 아침 두통의 원인이 되기도 한다. 따라서, 수면 중 혈중 산소량의 측정은 매우 중요하다.
- **수면 중 코골이 정도를 측정한다 :** 코를 심하게 골면, 수면의 질이 나빠지고 심폐기능에도 장애를 초래한다. 또한 소음성 난청이 발생하기도 한다. 따라서, 코골이의 측정은 정확한 진단과 치료에 꼭 필요하다.
- **수면 중 다리 움직임을 관찰한다 :** 불면증의 약 15%에서 불수의적인 발이나 다리의 경련이 원인이며, 다른 수면장애와 동반되어서 발생하기도 한다. 그러므로, 면밀한 다리 움직임의 감시가 필요하다.
- **수면 중 몸의 위치를 감시한다 :** 잠을 잘 때 어떻게 누워있는지가 수면장애와 관련이 있다. 여러 가지의 몸 위치별로 잠잔 시간을 산출하는 것이 필요하다.
- **필요시 상기도의 부위별 압력변화를 측정한다 :** 수면무호흡증과 코골이의 치료방법을 결정할 때, 상기도의 어느 부위에서 발생하는지 알아내는 것이 필요하다. 특수 압력감지선을

이용하여 무호흡이나 코골이를 일으키는 부위를 찾아낸다.

- **필요시 CPAP 압력검사를 시행한다 :** 지속적 상기도 양압술(CPAP : Continuous Positive Airway Pressure)은 수면무호흡의 가장 좋은 치료법이다. 수면검사 중에 무호흡증이 있거나 코골이가 심한 경우에는 후반부에 CPAP을 시행하여 치료에 알맞은 압력을 찾아주므로, CPAP 수면다원검사를 추가로 시행할 필요가 없다.

① CPAP(지속적기도양압술)

- **수면무호흡증인 경우 구강내 기구의 치료효과를 검사한다 :** 일부 수면무호흡증 환자는 간단한 구강내 기구(dental appliance)를 착용하면 치료가 되기도 한다. 따라서, 수면다원검사 후반부에 이 기구를 착용하게 하여 치료효과가 있는지를 검사한다.
- **혀 보존기구의 치료효과를 검사한다 :** 수면무호흡증 환자에서 필요시 혀보존기구(tongue retaining device)를 착용시켜서 치료효과를 검증한다.

이상과 같은 여러 가지 검사를 한밤 내내 시행하고, 2일 동안 정확한 판독과 분석을 한다.

4) 수면다원검사 절차

① 하룻밤 검사실에서 잠을 자면서 하는 검사이기 때문에, 당일 저녁 즈음에 검사실에 방문한다.

② 대개의 경우 검사에 앞서 수면 중 장애에 대한 기본 자료로 삼기 위하여 환자에게 수면 중 증상에 대한 설문지를 작성하게 하거나 의사와 면담하게 된다.

③ 환의로 갈아입은 후, 검사에 필요한 각종 장비들을 부착한다. 일반적으로 뇌파, 안전도, 근전도, 호흡 모니터링, 서미스터(thermister), 심전도, 코골이 마이크 등을 장착하게 된다.

④ 검사실에는 보통 수면 검사를 위한 별도의 수면실이 마련되어 있다. 수면실에는 침대와 상태 촬영을 위한 비디오가 기본적으로 마련되어 있으며, 하룻밤 숙박을 위한 기본적인 편의 시설과 화장실이 있다.

⑤ 수면을 하기 전 검사 장비들이 제대로 작동하고 부착이 잘 되어 있는지 확인하는 몇 가지 검사를 한다.

⑥ 본격적으로 수면을 취한다.

⑦ 아침이 되어 잠에서 깨고 검사 장비들을 다시 떼어 내면 검사가 종료된다.

6 비디오안진검사(Videonystagmography, VNG)

1) 정의

어지럼증은 사람들이 흔히 빈혈 때문이라고 추측하지만, 요즘같이 과거에 비해 물질적으로 풍요로운 상황에서는 빈혈로 인한 어지럼증이 비교적 드물다. 따라서 요즘 시대에 나타나는 어지럼증의 대부분은 신경계에 속하는 전정계의 기능장애로 나타나는 증상인데 주위가 빙글빙글 돌고 비틀거리면서 구역질이나 구토를 동반한다. 중추성 어지럼, 말초성 어지럼 및 비전정계 어지럼 감별하기 위해 신경학적 검사, 안구운동 검사, 안진 검사, 자세 균형 검사 등을 시행하여 어지럼의 원인을 찾을 수 있다.

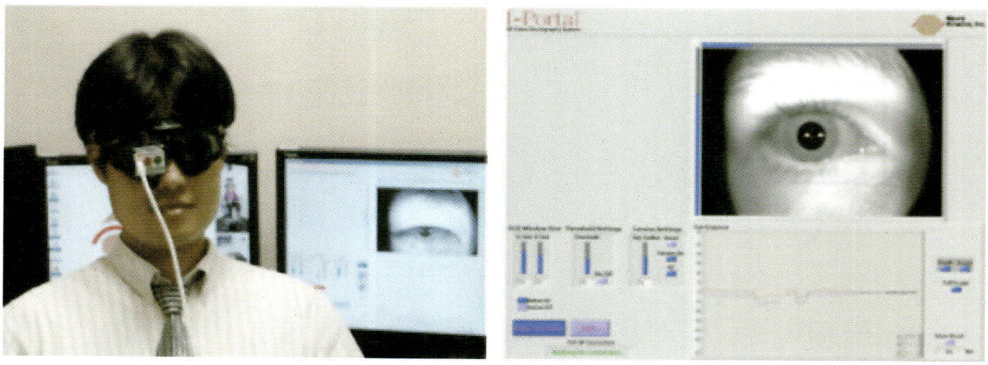

비디오 안진검사

비디오 안진검사는 안진(nystagmus)의 존재 여부 및 안진의 양상에 대한 분석을 통해 어지럼증의 정확한 감별진단이 가능하게 되고, 퇴행성 질환에서의 안구운동(단속운동, 원활추적안구운동 등)의 이상을 발견하게 하여 진단에 많은 도움을 준다. 안구의 움직임을 비디오카메라로 촬영하여 컴퓨터로 분석하는 검사로 중추성 어지럼증과 말초성 어지러움을 감별 진단한다. 어지럼증의 원인은 다양하다. 귀안에 있는 전정기관의 문제에 의한 이석증, 전정신경염이 가장 흔하고 간혹 뇌졸중이나 뇌종양 때문에 어지러운 경우도 있다.

안구운동검사는 엄밀한 의미로 전정기능을 평가하는 검사는 아니다. 그럼에도 전정기능검사를 시행할 때 다른 여러 검사와 함께 시행하는 경우가 많다. 어지럼 환자에서 안구운동검사를 시행하는 임상적 의의는 크게 두 가지이다.

첫째, 안구운동검사 결과가 정상이어야만 이후의 다른 여러 전정기능검사 결과를 신뢰할 수 있다. 온도안진검사, 회전의자검사, 두부충동검사 등 많은 전정기능검사는 전정안반사에 기반을 두고 있다. 전정안반사는 구심성 신경경로와 원심성 신경경로로 구성되어 있는데, 구심성 신경경로는 말초 전정계이고 원심성 신경경로는 동안신경계와 외전신경계이다(수평안진의 경우). 만약 특정 질환으로 인하여 일측 동안신경과 외전신경이 정상적으로 작동하지 않는 환자라면 온도안진검사 결과 전정기능 저하 소견이 발견되어도 이를 단순히 전정기능 약화 때문으로 해석할 수 없다.

둘째, 안구운동검사는 중추성 어지럼을 감별하는 데 도움을 준다. 안구를 움직이는 주요 신경핵들은 중뇌와 교뇌/연수에 분포한다. 따라서 뇌간에 뇌경색이 발생하는 경우 안구의 움직임에 이상을 동반하는 경우가 종종 있다. 정상적인 안구운동의 종류로는 saccade, smooth pursuit, fixation, vergence, vestibule-ocular reflex, optokinetic reflex 등이 존재한다.

이 중 전정기능검사의 일환으로 시행하는 안구운동검사는 saccade, smooth pursuit, optokinetic reflex가 가장 일반적이다.

■ Saccade

Saccade는 원안구위치(current eye position)로부터 먼 거리에 있는 시각 목표를 빠른 속도로 주시하기 위한 안구 움직임이다. 정상적이고 수의적 saccade가 이루어지기 위해서는 대뇌부터 뇌간에 이르기까지 다양한 뇌 영역의 역할이 모두 중요하지만, 그중에서도 가장 중요한 신경핵은 excitatory burst neuron (EBN)과 neural integrator (NI)이다. EBN은 폭발적인 신경 탈분극으로 안구의 갑작스러운 움직임을 시작하게 만드는 역할을 한다.

반면, NI는 일단 움직이기 시작한 안구를 특정한 목표물에서 멈추게 하는 역할을 한다. 만약 EBN이 정상적으로 작동하지 않으면, 순간적으로 움직여야 하는 안구가 느리게 움직이거나 목표물까지 도달하지 못하는 현상이 발생하게 된다.

■ Smooth pursuit

느리게 움직이는 목표물을 지속적으로 주시하는 안구의 움직임을 의미한다. 예를 들어 자전거가 지나가는 것을 지속적으로 바라보는 것은 smooth pursuit를 이용한 안구의 움직임이다. Smooth pursuit를 관장하는 뇌 신경계 회로는 매우 복잡하며, 아직까지 정확한 경로가 알려져 있지 않다. 따라서 이상 소견이 발견되더라도 병변을 국소화하기 어렵다. Smooth pursuit는 피험자의 나이, 집중도, 검사에 대한 이해도, 약물섭취 등의 영향을 받는다. 따라서 뇌 기능 이상을 진단하는 경우 주의가 필요하다.

■ Optokinetic nystagmus

Optokinetic nystagmus는 연속적으로 끊김 없이 지나가는 목표물을 주시하는 경우 처음에는 목표물을 따라 안구가 이동하다가, 안구를 회전하여 목표물을 주시할 수 없는 곳까지 목표물이 이동하면 안구가 다시 처음 위치로 빠른 속도로 돌아와 다음 목표물을 주시하는 안구 운동이다. 일상생활 중 optokinetic nystagmus를 경험할 수 있는 상황은 달리는 자동차 안에서 창문을 통해 바깥 건물을 쳐다보는 경우이다. 하나의 건물을 주시하는 경우 처음에는 느린 성분의 안구운동을 통해 지나가는 건물에 초점을 맞출 수 있지만, 해당 건물이 지나가 버리면 빠른 성분의 안구 운동을 통해 다음 건물에 초점을 맞추게 된다.

7 심장초음파검사(Echocardiography, ECO)

1) 정의

인체에 무해 한 초음파를 이용하여 심장의 구조와 심장의 움직임, 혈류의 흐름, 판막의 이상 유무, 심장 내 종양, 혈전 등을 영상화하고 분석하여 심장질환을 진단하고 평가하는 검사이다. 초음파 검사를 이용하면 심장과 대동맥에 대한 침습적인 행위 없이 모든 방향에서 심장의 절단된 단면을 관찰할 수 있어 심장의 구조 및 기능을 파악하는 데 용이하다.

심장초음파검사는 심장 근육이 정상적으로 움직이는지와 얼마나 많은 피가 각 박동 시에 내보내는지를 감지하는 데 사용될 수 있다. 이 절차는 또한 심장 판막의 결함, 선천적 결손(예: 심장의 방 사이에 있는 벽의 구멍), 심장 벽 또는 심방의 비대증 등의 심장 구조 이상을 탐지할 수 있으며, 이러한 이상은 고혈압, 심부전, 또는 심장 근육 벽의 손상(심근병증)을 가진 사람에게도 발생할 수 있다.

심장초음파검사는 크게 나누어 M-mode 심장초음파검사, 이면성 심장초음파검사, 도플러 심장초음파검사, 부하 심장초음파검사 등이 있으며 이 외에 관혈적인 검사 방법으로 심장 내 심장초음파검사(intracardiac echocardiography)와 혈관 내 초음파검사(intravascular ultrasonography)가 있다. 또, 일반 심장초음파검사에 제한이 있는 경우 내시경과 비슷한 길쭉한 관과 같이 생긴 초음파 탐촉자를 식도에 삽입하여 초음파 영상을 얻는 경식도(transesophageal) 초음파검사 등의 검사가 있으며, 소요 시간은 검사에 따라 다르지만 20분에서 한 시간 내에 끝나게 된다.

2) 초음파 영상 표시방법

① A mode 심장초음파

A mode는 초음파 영상 표시 방법 중 가장 기초적인 형태로, amplitude(진폭)의 머리글자 A를 따서 A mode라 한다. 시간(거리) 축상에 반사음의 강도를 진폭 크기로 표시한 방법으로써, 반사음이 강하면 진폭이 높고 반사음이 약하면 진폭이 낮다. 거리 측정에는 유리하지만 탐촉자의 방향이 조금만 틀려도 화상이 변하기 때문에 현재는 거의 사용되지 않는다.

② M-mode 심초음파

M-mode는 일직선으로 발사된 초음파의 반향을 시간에 따라 기록지를 움직여가며 기록하는 것으로, 심초음파의 주사 횟수가 높기 때문에 시간에 따른 변화를 관찰하기 좋다. M-mode는 A-mode의 변화된 형태로 움직이는 반사체의 거리를 시간적 변화로 표시하는 방법이다. 주로 심장 판막을 관찰하는 데 이용되며, 태아의 심음도 기록할 수 있지만, 최근에는 도플러 방법으로 많이 대체되고 있다.

③ B-mode 심장초음파

B-mode는 반사음을 점(dot)의 밝기로 표시하는 방법으로 현재 대부분 초음파 진단 장비에서 사용하는 방법이다. 각 점들의 밝기는 반사 신호의 진폭에 비례하며, 최근에는 256 이상의 밝기 레벨을 제공한다. 현재 사용하고 있는 대부분의 복부 초음파 진단장치는 이 방법을 이용하고, 장기 움직임을 실시간 그대로 영상화하여 나타낸다.

도플러 심장초음파

도플러 심장초음파 촬영은 혈류의 방향과 속도를 보여주며, 이를 통해 혈관의 좁아짐 또는 폐쇄로 인한 격류를 탐지할 수 있다.

도플러 초음파의 기본 핵심은 어떤 물체가 움직이고 있을 때 이 운동 물체에서 반사된 음파는 그 운동 속도에 비례하여 주파수 변화를 받게 된다는 도플러 효과에 기반을 둔다. 도플러 효과는 1842년 Christian Doppler가 발표한 이론으로 관측자가 정지해 있을 경우 음원이 관측자 쪽으로 움직이면 주파수가 증가하고, 음원이 관측자에서 멀어질수록 주파수가 감소한다는 것이다.

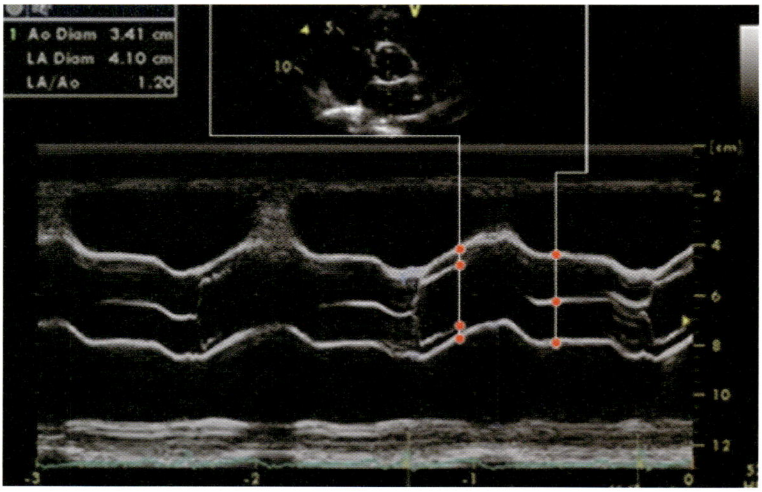

M-mode

인체에서 사용되는 초음파의 도플러 효과는 적혈구가 반사체에 해당하며, 혈류에서 적혈구가 다가오는지, 멀어지는지를 판단하는 데 사용한다. 탐촉자에서 발생한 송신 주파수는 적혈구와 부딪힌 다음 반사되고 다시 탐촉자가 수신하는데, 혈구의 움직이는 방향과 속도에 의해 달라진다. 이 경우, 송신 주파수와 수신 주파수의 차이를 도플러 변위 주파수(doppler shift frequency)라고 한다.

최초의 주파수가 높거나 혈류속도가 빠를 때는 도플러 변위가 커지고 도플러 각이 클수록 도플러 변위는 작아진다. 반사체 속도와 도플러 변위와는 비례하며 반사체 속도가 빠르면 도플러 변위가 많이 발생한다. 일반적으로 도플러 장비로 측정할 수 있는 혈류속도는 10~100 m/s 정도이며, 7 mHz 탐촉자를 이용하여 40도 입사각으로 검사할 때 도플러 변위는 500~4,500 mHz로 도플러 변위가 가청 주파수 범위 내에 있기 때문에 스피커를 통해 소리를 들을 수 있다.

색채 도플러 초음파 촬영은 다양한 색상으로 다양한 혈액 속도를 보여준다.

도플러 초음파 촬영과 색채 도플러 초음파 촬영은 심장과 몸통, 팔다리의 동맥과 정맥에 영향을 미치는 장애를 진단하는 데 도움을 주기 위해 일반적으로 사용된다. 이러한 검사는 심방과 혈관의 혈류의 방향과 속도를 보여줄 수 있기 때문에, 이 부위의 구조와 기능을 평가할 수 있다. 예를 들어, 의사는 심장 판막이 적절히 열리고 닫히는지, 닫힌 상태에서 얼마나 많은 혈액이 새어 나가는지, 그리고 혈액이 정상적으로 흐르는지 판단할 수 있다. 그리고 동맥과 정맥 사이, 또는 심방들 간의 비정상적인 연결도 탐지할 수 있다.

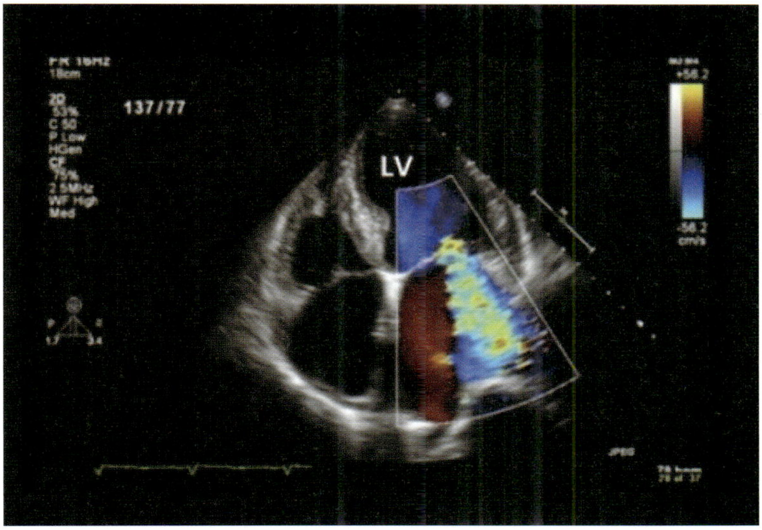

색채 도플러

가슴경유(Transthoracic) 심장초음파검사와 식도경유(Transesophageal) 심장초음파검사

가슴경유 심초음파검사는 일반 심장초음파검사를 뜻하는 것으로, 피검사자의 앞쪽 가슴 표면에 탐촉자를 위치하고 검사를 시행한다. 이 방법을 통해서 얻은 영상 결과물이 충분하지 않거나 더욱 자세한 정보가 필요할 때에는 식도경유 심장초음파검사를 시행한다. 식도경유 심장초음파검사는 내시경처럼 탐촉자를 구강에서 식도까지 삽입하여 보다 가까운 위치에서 자세하게 심장을 검사하는 방법이다.

3) 탐촉자의 종류

- **선형 탐촉자(linear probe)** : 선상 배열방식으로 가장 기본적인 탐촉자의 형태이다. 직사각형의 초음파 상을 제공하며 주로 표재성 장기의 진단에 사용된다.
- **부채꼴 탐촉자(sector probe)** : 위상차 배열방식으로 진동자마다 시간차를 두는 방식으로 화상의 질이 높아진다. 표재성 부근의 상이 좁기 때문에 사각이 생기는 단점이 있으나 원거리 부근의 장기 관찰에 매우 용이하다.
- **볼록형 탐촉자(convex probe)** : 선형 탐촉자와 부채꼴 탐촉자의 장점을 가진 형태로 선형 배열방식을 사용한다. 표재성 부근의 상이 좁은 부채꼴 탐촉자의 단점을 보완하고 원거리의 장기 진단도 수월하다. 표면이 볼록하기 때문에 부채꼴 모양의 영상이 만들어지며 복부 등의 넓은 부위를 검사하는 데 주로 사용된다.

1. Convex probe 2. Linear probe 3. Sector probe

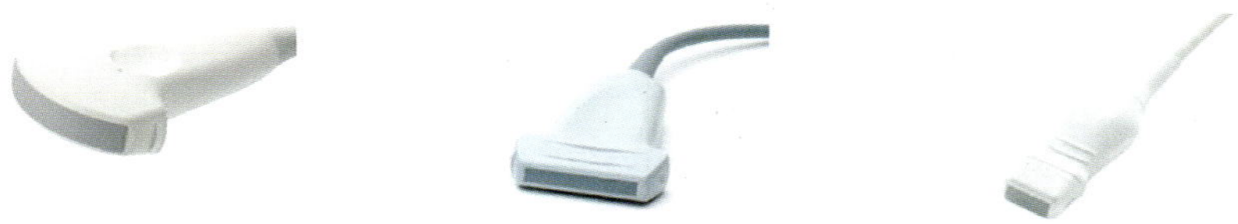

1 : 복부검사에 적합 2 : 피부에 가까운 병변의 확인 3 : 심장초음파검사에 적합

- **기타** : 그 외에도 사다리꼴 탐촉자(trapezoid probe) 등이 있고, 사용 방법에 따라 도플러용(doppler), 천자용(acupuncture), 수술용 탐촉자도 있으며, 사용 위치에 따라 직장용(rectal), 내시경용(endoscopic), 요도용(urethral), 질용(vaginal) 등의 탐촉자가 있다.

4) 심장초음파 임상적 응용

심장초음파 검사는 뛰고 있는 심장의 단면을 영상으로 관찰하고 혈류의 흐름을 확인할 수 있으므로 심장의 구조 및 기능을 쉽고 정확하게 평가할 수 있다. 따라서 판막질환, 허혈성 심장질환, 선천성 심장질환, 심근병증, 심장막 질환, 감염성 심내막염, 폐동맥색전, 대동맥박리 등의 심혈관질환의 진단이 가능하며, 치료를 결정하고 치료 경과를 관찰하는 데 유용한 검사이다.

5) 심장초음파 검사 대상

- 흉부 X-선 검사 및 심전도 등에서 심비대 등의 이상소견이 보일 경우
- 가슴통증, 호흡곤란, 가슴 두근거림 등의 증상이 있는 경우
- 어지러움 및 실신, 부종, 만성 피로 등의 증상이 있는 경우
- 평소 고혈압이나 저혈압 있는 경우
- 심혈관질환의 가족력이 있는 경우
- 당뇨병, 갑상선질환, 만성 신부전, 빈혈, 만성 폐쇄성 폐질환이 있는 경우

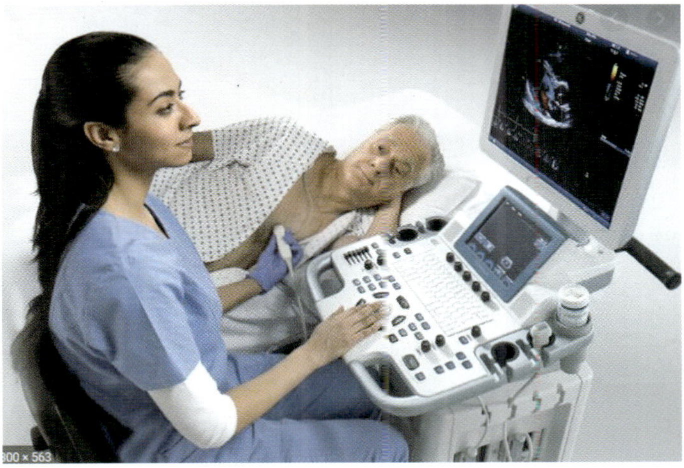

심장초음파 검사

6) 검사방법

초음파를 방출하고 탐지하는 탐촉자(probe)에서 초음파를 방출한다. 가장 흔하게 이 탐촉자는 심장 위의 가슴에 놓이게 된다. 검사자는 가슴데 음파를 전달하는 데 도움이 되도록 탐촉자 밑의 가슴 부분에 젤을 바른다. 탐촉자는 모니터에 영상을 표시하고 영상을 디지털 방식으

로 저장하는 컴퓨터에 연결되고 탐촉자의 위치와 각도를 달리하여, 다양한 각도에서 심장과 주변의 주요 혈관을 볼 수 있으며, 그래서 심장 구조와 기능의 정확한 그림을 얻을 수 있다. 검사의 여러 부분에서 환자들은 명확한 영상이 확보되도록 약 10초 동안 숨을 참을 필요가 있으며, 심장초음파검사는 고통이 없으며 20분에서 30분 정도 소요된다.

8 청력검사(Audiometry)

1) 정의

청력검사는 소리를 듣는 능력을 평가하는 검사로, 청력이 손실되었는지를 판별하는 검사이다. 손실이 있는 경우, 손실의 정도와 유형을 평가 및 진단하여 치료와 재활 계획을 세우기 위해 시행한다. 청력검사에는 주관적 검사와 객관적 검사가 있다. 주관적 검사에는 순음청력검사, 어음청력검사, 임피던스 청력검사, 전기와우도검사가 있으며, 객관적인 검사방법에는 뇌간 유발 반응검사, 유발 이음향방향 검사 등이 있다.

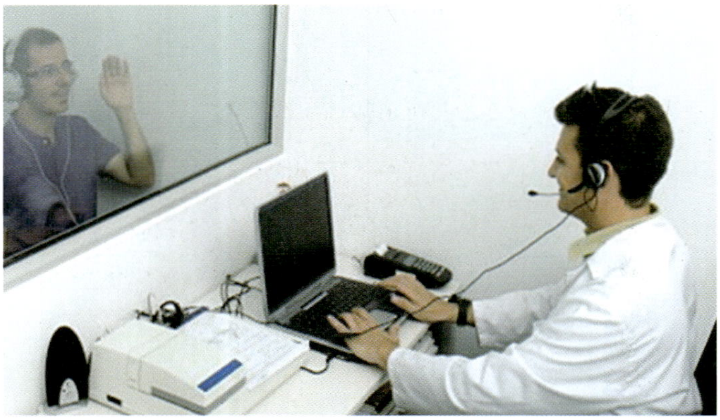

청력검사

2) 청력검사의 종류

순음청력검사

순음청력검사는 청력검사 중 가장 기본이 되는 검사로서 난청의 정도를 정량화하고 난청의 원인을 분류하며, 주파수별 난청의 특성을 알게 해준다. 특히 어지럼의 환자를 진료하는 경우 순음청력검사는 어지럼의 발생 원인을 추정하는 데 중요한 정보를 제공한다. 인간의 의사소통에 중요한 회화영역 주파수의 범위(125~8,000 Hz)에 대해 음의 강도를 조절하여 청각역치를 측정한다. 검사 결과에 따라 난청의 여부, 감각신경성 난청, 전음성 난청, 혼합성 난청 여부에 대하여 평가가 가능하다.

검사의 과정은 방음실 안에서 125-8,000 Hz 사이 7~8개 주파수의 소리를 다양한 강도로 들려주고 피검사자가 소리를 인지하였을 때 버튼을 누르는 것이다. 어느 쪽 귀인지, 기도 청력 역치인지, 골도 청력 역치인지, 차폐를 시행하였는지에 따라 서로 다른 기호로 표기한다.

청력손실 정도	평균청력역치(dB HL)
정상(normal)	0~20
경도(mild)	21~40
중도(moderate)	41~70
고도(severe)	71~90
심도(profound)	91 이상

청력도의 평균 역치

청력 검사를 통해 우리가 어느 정도 음향을 청취할 수 있는지 측정하게 된다.

청력을 확인하는 가장 기본이 되는 방법은 청력 수치에 따라 분류하는 것이다. 난청은 데시벨 청력 수준(dBHL)으로 측정한다. 여기에서 숫자는 얼마만큼 작은 소리까지 들을 수 있는지 나타내는데, 청력 수준은 순음과 어음에 대해 측정할 수 있으며, 양쪽 귀(양측) 또는 각각의 귀(편측)를 대상으로 할 수 있다.

난청의 정도는 정강, 경도, 중도, 고도, 심도로 구분할 수 있다. 정상 청력은 20 dB HL까지 조용한 소리를 들을 수 있다. 경도 난청은 더 나은 쪽 귀의 청력 손실이 25~39 dB HL이며, 시끄러운 상황에서 말소리를 알아듣기 어렵다. 중등도 난청일 경우에는 더 나은 쪽 귀의 청력

손실이 40~69 dB HL이며 보청기 없이 말소리를 알아듣기 어렵다. 고도 난청은 강력한 보청기나 임플란트가 필요하며, 더 나은 쪽 귀의 청력 손실이 70~89 dB HL이다. 심도 난청은 더 나은 쪽 귀의 청력 손실이 90 dB HL 이상으로 주로 독순이나 수화 또는 임플란트에 의존하게 된다.

	ACT (공기전도역치)	BCT (골전도역치)
전음성 난청	비정상	정상
혼합성 난청	비정상	비정상(ABG: 유)
감각신경성 난청	비정상	비정상(ABG: 무)

청력손실의 정도와 난청분류

난청을 분류하는 두 번째 방법은 종류에 따라 분류하는 것인데 순음청력 검사 결과 중 기도 검사와 골도 검사의 결과를 비교하여 난청의 종류를 추정할 수 있다. 난청은 보통 전음성(conductive)과 감각신경(sensorineural) 난청으로 나눌 수 있다.

대개 환자 본인이 전음성 난청인지, 감각신경성 난청인지 구분하기는 어렵다. 확실한 차이점은 전음성(conductive) 난청의 경우 낮은 주파수(low frequency) 소리가 잘 들리지 않으며, 소리가 커지면 커질수록(loud sound) 알아듣는 정도도 좋아진다.

이에 비해 감각신경성의 경우 큰 말소리를 들어도 음을 구별하는 데 어려움이 있으며 이명(tinnitus)까지 동반되는 경우도 있다. 물론 전음성도 이명이 동반되는 경우가 많다. 또한 감각신경성의 경우, 무슨 소리가 들리기는 하나 구분을 잘하지 못하는(diciphering words issue) 문제가 보이며, 특히 높은 주파수(high frequency)의 소리, 예를 들어 핸드폰 벨소리나 여성/아기 목소리 등을 듣는데 불편함을 느끼기도 한다.

① 전음성 난청

전음성 난청은 외이, 고막, 중이 등 소리를 전달해주는 기관의 장애로 인하여 음파의 전달이 정상적으로 이루어지지 않는 상태로 발생하는 난청을 말한다. 전음성 난청의 원인으로는 만성 중이염, 소아에서 흔한 삼출성 중이염, 중이에서 소리의 전달을 담당하는 이소골 연쇄의 파괴, 외상성 고막천공, 중이의 출혈에 의한 혈성 고실, 심한 귀지로 인한 외이도 폐쇄 등이 있다.

② 감각신경성 난청

감각신경성 난청은 달팽이관의 소리를 감지하는 기능에 이상이 생기거나 소리에 의한 자극을 뇌로 전달하는 청신경 또는 중추신경계의 이상으로 발생하는 난청을 말한다. 감각신경성 난청의 원인으로는 매우 다양한 것들이 있다. 미로염이나 뇌수막염 등의 염증성 질환, 소음성 난청, 독성 약물, 측두골 골절 등의 외상, 노인성 난청, 메니에르병, 돌발성 감각신경성 난청, 갑상선 기능저하 등의 대사이상, 뇌의 허혈성 질환, 백혈병 등의 혈액 질환, 다발성 경화증 등의 신경학적 이상, 면역이상, 청신경 종양 등의 종양성 질환, 골질환 등에서 감각신경성 난청을 유발할 수 있다. 또한 바덴부르그(Waardenburg) 증후군, 어셔(Usher) 증후군과 같은 유전성 질환에서 감각신경성 난청이 발생할 수 있으며, 비유전성이나 선천성으로는 모성 풍진과 같은 산전감염, 산모의 이독성 약물 중독, 기형유발 약물의 복용, 대사이상, 주산기 외상이나 저산소증, 방사능 피폭, 그리고 미숙아일 경우에도 감각신경성 난청이 발생할 수 있다.

감각신경성 난청의 진단을 위해서는 난청의 발현 시기와 양측성 난청 유무, 난청의 정도와 진행 형태, 즉 돌발성인지 급속히 또는 서서히 악화되는지, 변동성인지 정지형인지 등을 자세히 확인해야 한다. 특히 진행성의 감각신경성 난청은 치료가 필요하거나 더 이상의 진행을 예방할 수 있는 경우가 있으므로 유의해야 한다.

순음청력검사(audiometry)에는 순음을 통해 기도 전도를 검사하는 '기도 전도 청력검사'와 진동을 통한 골전도를 검사하는 '골도 전도 청력검사'가 있다. 골도청력이란 골도진동자를 직접 두개골에 대고 진동시켰을 때 들리는 청력이다. 즉, 골도청력은 외이와 중이를 거치지 않고 바로 와우 내의 림프액을 진동시켜 들리는 소리를 말한다. 골도청력이 임상적으로 중요한 이유는 두 개골에 주어진 진동이 직접 내이를 진동하므로 기도청력과는 달리 고막이나 이소골의 상태에 거의 영향을 받지 않고 내이 및 그 상위의 정각경로의 기능을 반영한다고 생각할 수 있다. 청각의 경로 중 외이와 중이를 배제하기 때문에 중이염이나 이경화증 등과 같은 외이와 중이 질환의 평가에 도움이 된다.

공기전도 청력검사는 헤드폰이나 삽입형 이어폰을 귓바퀴 주위나 외이도에 착용시킨 후 검사, 즉 청각의 모든 경로인 외이, 중이, 내이 및 중추청각신경의 청각능력을 모두 검사하여 들을 수 있는 정도를 결정하기 때문에 전체 경로 중 한 곳만 이상이 있어도 비정상 청력으로 나타날 수 있다.

골전도 청력검사는 진동체로 두개골을 진동시켜 두개골 안의 내이를 직접 자극하여 청력을 측정한다. 청각의 경로 중 외이와 중이를 배제하기 때문에 중이염이나 이경화증 등과 같은 외이와 중이 질환의 평가에 도움이 된다.

어음청력검사

일상생활에서 사용하는 의사소통능력에 미치는 영향을 평가하기 위하여 회화어음에 대한 청력 역치와 이해능력에 대하여 평가한다. 어음청취역치는 이음절 단어를 들려주고 환자가 얼마나 작은 소리까지 들을 수 있는가를 평가하는 주관적인 검사이고, 어음명료도검사는 환자가 편안하게 느끼는 말소리 강도에서 일음절 단어를 들려주고 바르게 답한 비율로 의사소통 능력을 평가하는 주관적인 검사이다. 순음청력검사와의 평균 비교를 통해 후미로성 난청을 예측할 수 있다. 어음명료도(SDS)는 대화하기에 편안한 강도에서 얼마나 많은 단어를 이해하는지 그 능력을 평가하는 검사로 %로 환산하여 계산한다. 보청기의 적응, 선택 및 혜택을 예측하는 데 도움을 주고 후미로성 난청을 예측하는 데 사용된다.

96% 이상	매우 우수	정상
86% 이상	우수	큰 문제는 없음
70% 이상	보통	본인이 난청을 느낌
50 ~ 69% 이상	저조	본인이 난청을 느낌
33%	매우 저조	생활에 불편을 느낌

어음명료도검사

어음명료도검사 방법은 음량계기의 바늘을 0점으로 조정한 후 소리를 SRT보다 35~40 dB 정도 크게 준다. 이때 환자의 UCL을 초과하지 않도록 주의한다. 1음절로 된 단어로 검사할 것이라고 설명하고 검사는 주로 50개의 단어로 시행된다. 일정한 강도로 발음하거나 녹음된 검사 음을 환자에게 들려준다. 한쪽이 끝나면 반대쪽 귀는 다른 목록을 제시해 줄 것이라고 설명한다. 환자에게 실제 검사를 시작하기 전에 연습 목록을 환자에게 주는 것이 권장되지만 학습효과에 의해 결과가 변하지 않게 하기 위해 연습에 사용한 단어를 실제 검사에서는 사용하지 않는 것이 좋다.

15dB	입(O) 눈(X) 못(X) 말(X) 옷(X) 목(X) 잣(X) 날(X) 돌(X) 닭(X)	10%	
25dB	불(X) 물(X) 낫(O) 숫(X) 갈(O) 윷(X) 강(O) 배(X) 칠(X) 곡(O)	50%	← 일반적 어음 변별치 PB50
35dB	반(O) 멋(O) 키(X) 딸(O) 겁(O) 향(O) 법(X) 산(O) 꼴(O) 진(O)	80%	
45dB	녹(O) 공(O) 통(O) 삼(O) 봉(O) 되(O) 폭(O) 설(O) 듯(O) 명(O)	100%	← 최대 어음 변별치 PB100 or PBmax
55dB	운(O) 북(O) 점(O) 밑(O) 싹(O) 벼(O) 왕(O) 설(O) 물(O) 집(O)	100%	

어음명료도 변별치 검사

정상인의 어음명료도는 90% 이상을 나타낸다. 70% 이상에서는 비교적 대화가 가능하지만 30% 미만에서는 거의 대화가 힘들다. 감각신경성 난청에서는 최대 명료도 값이 떨어지며 특히 청신경 종양과 같은 후미로성 난청에서는 현저히 감소하여 특정 어음강도에서 최대 명료도값을 보인 후 어음강도가 이보다 증가할수록 명로도 값이 오히려 감소되는데, 이를 말림현상이라고 한다.

임피던스 청력검사(Immittance auditometry, IA)

소리가 외이를 통해 내이로 전달되는 과정에서 고막과 중이의 기능을 평가하는 검사이다. 귀마개를 통해 한 가지 주파수의 음 자극을 준 뒤 고막으로부터 반사되는 음 에너지를 측정하는 방법으로 검사를 진행한다.

전기와우도검사(Electrocochleography, ECoG)

전극을 외이도에 삽입하거나 고막을 통해 중이 내로 삽입하여 음 자극에 따른 달팽이관의 전기적 반응을 기록하는 검사이다.

뇌간 유발 반응 청력검사(Auditory brainstem response threshold test, ABR)

음 자극에 따라 청신경계의 반응을 기록하는 검사 방법으로, 유소아 난청의 선별검사 등에 사용되는 방법이다.

유발 이음향 방사 검사(Evoked otoacoustic Emission Test, EOAE)

외유모세포의 소리를 밖으로 방출하는 이음향 방사 기능을 검사하는 방법으로, 유소아 난청의 선별검사, 이독성의 조기 진단 등에 유용하게 사용되는 방법이다.

유소아 청력검사

순음청력검사를 할 수 없는 유소아에서 조기에 청력 소실을 발견하여 치료하여 언어, 사회적 지체를 막기 위해 시행하는 검사이다.

어음 청력검사

자극음으로 보통 회화에서 사용되는 1음절어(귀, 힘, 국, 솜 등) 또는 2음절어(육군, 학생, 권투 등)를 사용하여, 환자로 하여금 검사자가 말한 음절을 그대로 따라하게 지시하는 방법이다. 이는 실제 사용되는 어음에 대한 청취와 이해 능력을 보다 정확하게 측정할 수 있는 방법이다.

참고문헌

강지혁, 윤중수, 김철승. 신경기능검사학. 고려의학. 2019.

배형준, 이옥경, 현경예. 폐기능 및 기타생리검사학. 고려의학. 2019.

이옥경, 배형준, 최선영. 초음파검사학. 고려의학. 2019.

김대식, 김효신, 최소라. 순환생리기능검사학. 고려의학. 2019.

강지혁, 김대식, 김광진. 임상생리학실습. 고려의학. 201[illegible].

이강희. 항공상식. 비행연구원.

이강희. 항공기상. 비행연구원.

김광식. 기상학사전. 향문사. 1992.

홍성길. 기상분석과 일기예보. 교학연구사. 1995.

안경수, 이창수. 조종사를 위한 항공기상. 경운대학교. 2019.

정윤식, 안경수. 비행교원을 위한 핸드북. 나이스북. 2000.

오중협. 2009. 항공우주의학의 이해와 한국의 항공우주의학역사. Researchin Vestibular science Vol.8, No.1

류병희기자. 인하대병원, 국내'우주항공의학연구'선도. 인천투데이. 2019.10.

곽노필선임기자. 우주관광의 꿈 성큼. 한겨레. 2020.5.3[illegible].

오로라기자. 우주관광의 꿈, 내년엔 정말 이뤄질까. 조선일보. 2020.3.12.

박진주기자. 기업이'유인우주선'쏘다. mbc뉴스. 2020.5.31.

박학용기자. 항공우주의학 주도권 갖자. 디지털타임즈. 2016.7.

김귀근기자. 공군 항공우주의료원 훈련센터, 항공훈련 인증받아. 연합뉴스. 2016. 10.27.

항공신체검사. http://www.skymedi. kr

항공신체검사. http://www.flymed.co.kr

넬리의비행기조종사 첫걸음. http://bioge.naver.com

한국항공우주의학협회. http://www.asmar.or.kr

찾 아 보 기

한글

ㄱ

ㄴ

ㄷ

ㄹ

ㅁ

ㅂ

ㅅ

ㅇ

ㅈ

ㅊ

ㅍ

ㅎ

INDEX

A

B

C

H

I

L

M

O

S

항공우주임상생리학

2020년 8월 28일 인 쇄
2020년 9월 5일 발 행

정가 25,000원

저 자 : 조 은 경
발 행 자 : 최 병 진

발 행 처 : 도서출판 고 려 의 학
(02880) 서울 성북구 성북구 성북로 9길 1
보문빌딩 3층
Tel. 765-0333, 0337
Fax. 743-2288

ISBN 979-11-89210-42-7
등록번호 : 제 1-519호 1978. 6. 29.